Andrea Wichterich
mit Reiner Angermeier

waldverbunden

Andrea Wichterich
mit Reiner Angermeier

waldverbunden

Eintauchen in die Präsenz des Waldes

NEUE ERDE

Bücher haben feste Preise.
1. Auflage 2018

Andrea Wichterich mit Reiner Angermeier
waldverbunden

Titelseite:
Foto: quickshooting/iStock.com
Gestaltung: Dragon Design, GB

Lektorat: Andreas Lentz

Illustrationen: Andrea Wichterich

Satz und Gestaltung:
Dragon Design, GB
Gesetzt aus der Minion und Officina Sans

Gesamtherstellung: Appel & Klinger, Schneckenlohe
Printed in Germany

ISBN 978-3-89060-742-9

Neue Erde GmbH
Cecilienstr. 29 · 66111 Saarbrücken
Deutschland · Planet Erde
www.neue-erde.de

MIX
Papier aus verantwortungsvollen Quellen
FSC® C100257
FSC www.fsc.org

Gewidmet den Erstgeborenen von
Mutter Erde und Vater Sonne

Inhalt

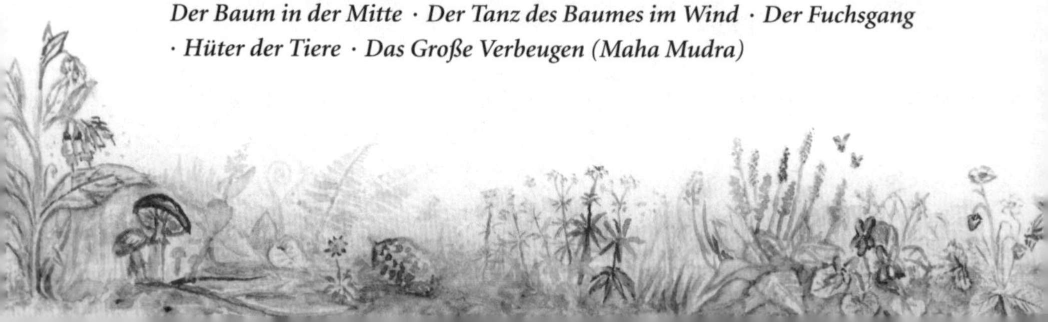

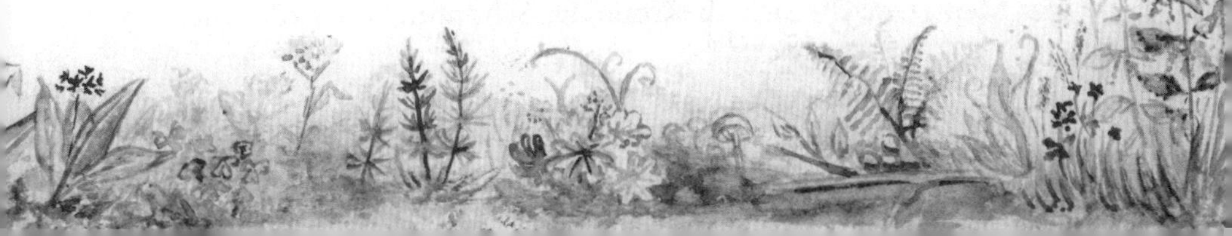

Vorwort

Seit Anbeginn der Menschheitsgeschichte waren Bäume unsere Ammen. Zuerst lebten unsere Ur-Ur-Ahnen als Primaten in den Bäumen und der Wald war ihnen Schoß und Wiege. Später gaben die Bäume von ihren Körpern, um uns mit Brennmaterial und Bauholz zu versorgen, für unsere Häuser und Ställe, Scheunen und Brücken, Mühlen und Möbel, Werk- und Spielzeuge. Über Jahrtausende. Und sie tun es noch immer. Nachhaltig und biologisch vollständig abbaubar.

Die Wälder der Erde sind lebenswichtige Organe im Stoffwechsel unseres Planeten. Zusammen mit der übrigen Vegetation und den Algen des Meeres erneuern sie fortwährend den für uns und alle Tiere notwendigen freien Sauerstoff der Atmosphäre. Sie regeln die Wasserversorgung der Kontinente, das Klima und die regionalen Wetterlagen ebenso wie die elektrische Spannung der Luft und das Erdmagnetfeld. Bäume sind Antennen für kosmische Energien und Informationsströme: Wissenschaftliche Studien haben längst gezeigt, dass sie auf Impulse von außerhalb der Erde – vom Mond, von der Sonne und den Planeten unseres Sonnensystems und sogar von fernen Sternen unserer Galaxie – reagieren. Zwischen Himmel und Erde gibt es nichts, das Bäume nicht wahrnehmen und aufzeichnen.

In allen Kulturen wurden Bäume seit vorgeschichtlicher Zeit als Tore zu anderen Bewusstseinsebenen wahrgenommen und verehrt. Immer schon haben Menschen Bäume für ihre Gaben und ihre Weisheit hoch geachtet. In Europa wurde dies für die letzten wenigen Jahrhunderte vergessen und verdrängt, aber immer mehr Menschen hören den Ruf, spüren die Sehnsucht, sich wieder bewusst mit den ewigen Gesetzen der Natur und ihrer Weisheit zu verbinden. Und genau dies zu tun – die Natur *innen wie außen* ehrfürchtig zu achten und sich entfalten zu lassen, anstatt sie kontrollieren und beherrschen zu wollen – hat nicht nur wundervolle Auswirkungen auf das Individuum, sondern stärkt auch den globalen Heilungsprozess. Die Anmaßung des Menschen, die sich als Krone der Schöpfung die Erde Untertan machen wollte, hat den Paradiesgarten in eine giftige Müllhalde verwandelt. Doch das wird schon bald Vergangenheit sein, denn nun lernen wir endlich, dass wir nicht Krone sind sondern Teil eines umfassenden Geflechts von Netzwerken, die schon im Ansatz komplexer sind als es der menschliche Verstand je fassen könnte. Aber gleichgültig, wie wenig wir wirklich verstehen, wir können Anteil haben an all diesem Reichtum des Lebens. Wir können alle anderen Lebensformen einfach für das lieben und achten, was sie sind. Im 21. Jahrhundert wird auch die uralte Freundschaft von Mensch und Baum zu neuer Blüte kommen – und sie wird größer werden als jemals zuvor!

Doch jede Reise, auch die der Verwandlung der menschlichen Gesellschaft, vollzieht sich Schritt für Schritt, und jede/r muss selbst einen Fuß vor den anderen setzen. Eine gute Richtung dafür – die beste, die ich kenne – ist der Wald oder der nächste Baum! Bäume sind einfach die größten (im wahrsten Sinn des Wortes) und friedvollsten Lehrer, was Vernetzung und Verbundenheit anbelangt. Der feinsinnigen Krone entgeht kein atmosphärisches und interplanetarisches Geschehen, und die Wurzeln vernetzen einen Baum mit den anderen Bäumen des Waldes und den mannigfaltigen Pilzgeflechten, die ein Wood Wide Web bilden, das umfassender ist als ein menschliches Gehirn. Und wie wir, ist es lernfähig, kann Informationen speichern und bei Bedarf abrufen. Dazu kommt das schiere Energieniveau! Bäume sind viel größer als wir und haben entsprechend mehr Lebensenergie in ihrem Stoffwechsel.

Somit möchte ich die Leser einladen, einzutauchen in die Waldverbundenheit. Hier ist ein Buch, das vollgepackt ist mit Anregungen, wie Sie sich sinnvoll und mit allen Sinnen in dieses wunderbare Netzwerk hineinweben und dabei dem *Leben* – auf allen Ebenen – wieder näherkommen können. Geschrieben von zwei integren Menschen, die das, wovon sie sprechen, auch selbst leben. Besser geht's nicht ;)

Fred Hageneder

Einleitung

Dieses Buch möchte eine Einladung sein – es möchte dich einladen, uns auf einen Gang in den Wald zu begleiten. Und es möchte dich erinnern – an dein Erbe und an deine Verantwortung... und an eine uralte Liebesbeziehung.

Es ist die Liebesbeziehung zwischen Wald und Mensch, zwischen Mensch und Wald. Und, wie wir sehen werden, ist es auch eine Liebesbeziehung zu dir selbst – eine Liebesbeziehung, die heilt: Mensch und Wald. Die grünen Pflanzen, die Bäume sind es, der Wald ist es, der uns einst den Weg in dieses Leben geebnet hat – einer großen Mutter gleich, und seit jeher pflegen die Menschen eine ganz besondere Beziehung zu ihm. Nur in der heutigen Zeit haben wir das scheinbar vergessen. Wir zerstören die Wälder von Mutter Erde und mit ihnen unsere eigene Lebensgrundlage in einem nie gekannten Ausmaß. Das konnten wir jedoch nur, weil wir uns so weit von der Natur entfremdet haben. Viele von uns leiden unter dieser Entfremdung, unter einer Hoffnungslosigkeit und dies führt dazu, dass wir uns mehr oder weniger betäuben und von dem damit einhergehenden Schmerz ablenken. Wir nähren die Illusion, vom großen Wunder des Lebens abgetrennt zu sein.

Von einer Ahnung, einer Sehnsucht geführt und von einer Lust, die jede Trennung überwinden kann, gehen die Menschen heute wieder in die Wälder. Die Praxis des »Waldbadens«, welches seit Anfang der achtziger Jahre in Japan als medizinische Disziplin praktiziert wird und in neuerer Zeit auch in Europa einen regelrechten Boom erfährt, ist Ausdruck dieser Sehnsucht. Doch auch im Waldbaden bleibt die Illusion der Trennung bestehen, stellt sich der Mensch in den Mittelpunkt des Geschehens und bleibt dabei außen vor: Er geht als Besucher in den Wald, der von dessen heilender Wirkung profitieren möchte.

Wenn du ein bisschen tiefer in den Wald gehen möchtest, wenn du unbekannte Wege erforschen und dich erinnern, wenn du tief empfinden möchtest, dass jede wirkliche Beziehung wechselseitig und alles mit allem verbunden ist, dann ist der hier beschriebene Weg vielleicht der richtige für dich. Und es wäre uns eine Freude, dich ein kleines Stück begleiten zu dürfen. Wir könnten diesen Weg auch als »yogisches Waldbaden« beschreiben.

Oh je, wirst du nun vielleicht denken, was hat denn Yoga mit dem Wald zu tun? Und vielleicht siehst du dich bei einer Wanderung seltsame Körperübungen ausführen. Wenn dir das Freude bereitet, spricht natürlich nichts dagegen. Du brauchst jedoch überhaupt keine Körperübungen machen, um Yoga zu praktizieren. Du brauchst auch keinerlei Vorerfahrung in Yoga, um mit uns »Waldyoga« zu praktizieren. Da Yoga immer im gegenwärtigen Augenblick geschieht, ist es immer neu und sind wir immer »Anfänger«. Yoga als Weg ist uralt, und wir gehen hier zu den Wurzeln. Wir sehen Yoga in einem Zusammenhang, der weit über die gesundheitsfördernde Praxis von Körperübungen hinausgeht: Die Wortbedeutung von Yoga ist »verbinden« oder auch »wiedererkennen«. Doch was wird wiedererkannt?

Vielleicht ahnst du es schon: Du erkennst, dass du nicht getrennt bist. Du erkennst das Wesen aller Dinge, dein innerstes Sein in allem und jedem. Das hört und fühlt sich sehr groß an, und doch es ist dir zutiefst vertraut, das wirst du erfahren, je mehr du dich darauf einlässt. Der Wald selbst wird es dich lehren. Ihm zu lauschen, fühlend in den Wald einzutauchen, erfordert unsere Präsenz, unser Gewahrsein. Wenn wir mit unseren Gedanken in der Vergangenheit oder in der Zukunft hängen oder mit unseren Identifikationen beschäftigt sind, mit all dem, was wir zu sein glauben, können wir nicht wirklich anwesend sein im Wald. Hier schenkt uns Yoga wundervolle Möglichkeiten, noch tiefer in diesem gegenwärtigen Moment präsent zu sein: Über die Atmung kommen wir mit unserem Bewusstsein tiefer in den Körper. Der Körper führt uns in den Augenblick; diesen Prozess unterstützen wir mit Körperübungen (nun also doch ;-)).

Wenn du die Kraft des Augenblicks spürst, wirst du empfinden, dass dein Körper nicht von der dich umgebenden Welt losgelöst ist. Deine Sinne erwachen zu größerer Lebendigkeit und lassen die Welt hinein. Die Wahrnehmungsübungen unterstützen dich dabei. Es entsteht ein

Dialog mit dem Wald. Diese Kommunikation ist natürlich wechselseitig. Der Wald nimmt auch dich wahr und vernimmt deinen Ausdruck. Diesen in Form von Naturritualen bewusst zu gestalten, kann sehr heilsam sein – für dich und für den Wald. So nimmt er dich vielleicht mit in das tiefe Erkennen, dass du nicht getrennt bist, dass das Wesen des Waldes und dein innerstes Wesen eins sind. Fühle dich mit dem Wald verbunden.

Und nun lass uns losgehen!

Willkommen, lieber Freund!

Schön, dass du da bist. Wie ich sehe, hast du dich bereitet, uns auf unseren Gang in den Wald zu begleiten. Und, wer weiß – vielleicht ist der Weg in den Wald auch ein Weg zu deinen eigenen Wurzeln, ein Weg zu dir.

Dein Gepäck ist leicht – das ist gut. Ja, auch deine Erwartungen kannst du getrost zu Hause lassen. Warum? Sie kommen, wie du weißt, aus der Vergangenheit und beziehen sich auf eine Zukunft, die jetzt noch nicht ist. Unser Weg aber ist immer jetzt; und nur jetzt kannst du ihn in dieser Weise gehen. Und er entsteht, indem du ihn gehst. – Jetzt, in diesem Moment: Kannst du deinen Körper fühlen? Den Lufthauch auf deiner Haut? Kannst du wahrnehmen, wie dein Atem ein- und ausströmt?

Vielleicht fühlt es sich irgendwie vertraut an. Jetzt hier – unsere Begegnung – der Weg in den Wald… Traust du diesem Empfinden? Kannst du ihm bedingungslos folgen? Das ist schön. Also, mein Freund, lass uns losgehen.

Kannst du sehen, wie das Wetter jetzt gerade ist? Vielleicht ist es ein schöner, klarer Sommertag.

Und der Weg in den Wald ist gar nicht weit. Über Felder und Wiesen gehen wir, begleitet von einer sanften Brise. Ein Bussard am Himmel stößt seine Rufe aus und spielt mit der Thermik. Ein Feldhase hoppelt, von unserer Anwesenheit aufgeschreckt, davon. Schon bald erreichen wir den Waldrand. Magst du einen Moment innehalten? Vielleicht noch einmal zurückschauen? Und dann – magst du eintreten in den Wald? Gemeinsam und doch ganz für dich... Vielleicht ist es ein bisschen so, als würdest du eine Schwelle überschreiten.

Ein Eichelhäher hat vermutlich schon allen seinen Mitbewohnern unser Erscheinen angekündigt. Ein Tier entfernt sich raschelnd durch das Unterholz, eine Amsel fliegt schimpfend ein paar Bäume weiter, vergewissert sich unserer Harmlosigkeit und singt dann unbeirrt die nächste Strophe ihres zuvor angestimmten Liedes. Hohe Buchen bilden das Kuppeldach dieser grünen Kathedrale. Dieser Moment, wie fühlt es sich an, in den Wald einzutreten?

Fühlst du dich willkommen? Oder eher wie ein Eindringling? Fühlst du dich geborgen? Oder fühlt es sich ein wenig eng an in dir? Magst du, mit allem, was ist, weitergehen? Fühlst du, wie deine Füße mit jedem Schritt die Erde berühren? Es ist ein schmaler und doch gut begehbarer Pfad, der uns tiefer in den Wald hineinführt. Über uns das leuchtend grüne Blätterdach, das zwischendurch den Blick auf das Himmelsblau freigibt. Sonne und Wind spielen mit den Blättern und erzeugen ein Lichtspiel auf der laubbedeckten Erde. Ihr Rascheln klingt irgendwie heimelig.

Vielleicht gibt es einen Baum, zu dem du dich besonders gerufen fühlst. Magst du einmal seine kühle Rinde berühren? Vielleicht möchtest du dich auch für ein paar Augenblicke an seinen Stamm anlehnen, fühlen, wie dieser Baum das Unten mit dem Oben, das Oben mit dem Unten verbindet...

Der Wald wandelt sich nun ein wenig. Wir überqueren einen kleinen gurgelnden Bach, um dann in einen Mischwald einzutreten, dessen Erde mit einer reichen Krautschicht bewachsen ist. Wie viele Farben hat Grün! – Weiter folgen wir unserem Pfad und kommen schließlich hin zu einer Lichtung. Diese ist üppig bewachsen mit Gras, Kräutern und Blumen, und, begleitet vom Summen und Surren zahlreicher Insekten, bahnen wir uns unseren Weg. Am Rand der Lichtung lädt ein Platz dich ein zu verweilen. Vielleicht magst du deine mitgebrachte Decke ausbreiten? Im lichten Schatten eines Baumes, der am

Rand dieser Lichtung steht? Magst du dich setzen? Lass deinen Blick noch einmal über die Lichtung schweifen und hin zu den Bäumen… in den Wald. Wenn du magst, lege dich nun hin; wenn sich das gut anfühlt, auf den Rücken. Ja, mache es dir bequem. Schenke deinem Körper Raum. Die Beine geöffnet, die Arme neben dem Körper mit den Handflächen zum Himmel, das Kinn neigt sich leicht Richtung Brustbein, der Kiefer ist gelöst… Vielleicht kannst du auch ein wenig Spannung aus deinen Augäpfeln nehmen, den Blick ganz weich werden lassen … oder auch die Augenlider sanft schließen.

Wenn du nun auf deiner Decke liegst, achte auf deinen Körper. Fühle, wie dein Körper auf der Erde aufliegt. An manchen Körperstellen liegt dein Körper schwerer auf der Erde auf als an anderen. Kannst du das fühlen? Fühlen, wie du hier verbunden bist? Zugleich lausche den Klängen und Geräuschen. Das Summen der Insekten, der Gesang der Vögel, das Rascheln der Blätter mit dem Wind, der Klang deines Atems, der Schlag deines Herzens, das Rauschen in deinen Ohren … und noch so viel mehr gibt es hier zu entdecken. Fühle den Lufthauch auf deiner Haut….den Atem, wie er kommt und geht. Die Weite des azurblauen Himmels über dir. Ein Flirren und Flimmern. Der Duft von Waldboden und würzigen Kräutern… Es gibt vieles zu entdecken und doch nichts zu tun.

Jetzt hier. In diesem Augenblick. In diesem Wald. Willkommen, mein Freund.

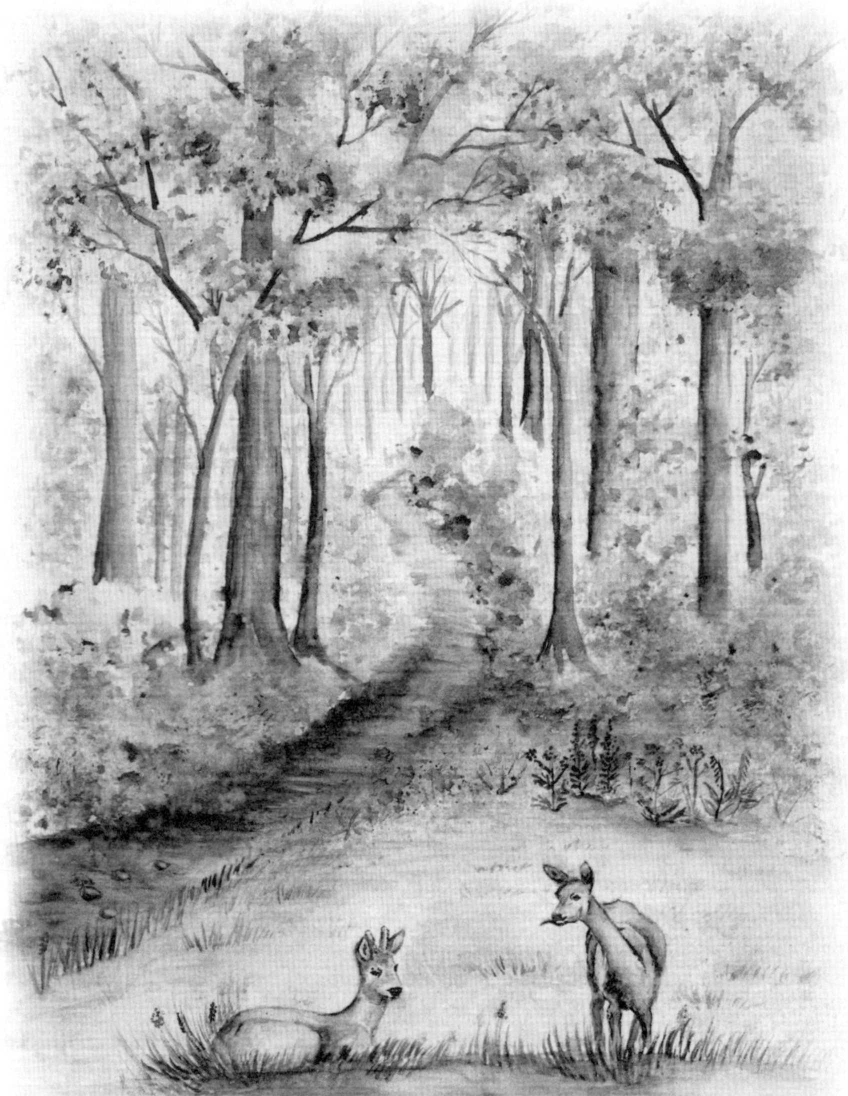

Der Wald

Urheimat

»Die Bäume durchwurzeln unser Leben viel mehr,
als wir wahrhaben.«

Erwin Thoma

Unser Leben wächst aus dem grünen Schoß des Waldes. Der Wald ist uns eine Urheimat – unabhängig davon, ob wir das jetzt gerade fühlen können oder nicht.

Unabhängig davon, wie weit wir uns heute scheinbar entfernt haben von den Wäldern, wie sehr wir sie zurückdrängen mit unseren Monokulturen und Betonwüsten, wie sehr sich unsere Höllenmaschinen von einer unstillbaren Profitgier angetrieben in die grüne Fülle hineinfressen und doch niemals satt werden – haben wir unsere Heimat doch nie wirklich verlassen. So destruktiv und tief schmerzend dies in seinen Auswüchsen ist, so sehr wir uns unserer eigenen Lebensgrundlage berauben – diese Trennung ist eine Illusion.

Und diese Illusion hat viele Gesichter. Selbst »die Guten«, jene, die die Wälder und die Natur schützen wollen, kultivieren sie. Sie stellen die menschliche Kultur der schützenswerten Natur gegenüber und übersehen dabei, dass auch wir Teil sind, Teil haben. Christian Rätsch geht sogar soweit, das Wort Natur, wie wir es heute benutzen, als Wort der Abspaltung zu bezeichnen: »Der Naturschutz von heute will immer nur die bedrohten Vöglein und Orchideen schützen, aber er will nicht uns schützen. Wir müssen uns vor uns selber am meisten schützen, denn wir sind uns der größte Feind. Solange wir nicht begreifen, dass auch wir die Natur sind, solange werden wir die innere Abspaltung in uns spüren, dass wir irgendwie nicht dazugehören.« (Rätsch 1993, 14/15)

Das Wort »Natur« kommt von »natus«, das bedeutet »geboren worden«. Wir wurden hineingeboren in diese Welt der Form, in diesen Körper – auch in die Welt der Dualität. Über die Identifikation mit der Form fühlen wir uns getrennt von anderen Formen und erleben: Ich bin hier, die anderen sind dort. Wir haben scheinbar vergessen, wer wir im Innersten unseres Wesens sind. Können wir uns nun auch hineingebären in die tiefe Wirklichkeit unseres Scins? Können wir uns erinnern, dass wir eins sind mit allem und jedem? Manche Yogis sprechen von einer zweiten Geburt, wenn sie in diese Erfahrung von Einheit eintauchen.

Kann das Wort »Natur« wieder ein Wort der Einheit für uns werden, ohne dass wir uns diese Einheit herbeiphantasieren? Und kann der Wald uns ein Ort der »Er-Innerung«, der Verinnerlichung sein, ein Ort des Wiedererkennens?

Der Wald *ist* unser zu Hause. Nicht im übertragenen Sinne, auch nicht aus einer romantisch verklärten Weltsicht heraus – sondern ganz konkret. Und dabei spielt es keine Rolle, ob du im Wald lebst oder in der Stadt, am Meer oder in der Wüste. Es spielt auch keine Rolle, ob du den Wald magst oder andere Landschaften bevorzugst.

Alles Leben kommt aus dem Wasser, welches einst den ganzen Körper von Mutter Erde bedeckte und ihr auch den Namen »der blaue Planet« verlieh. Doch erst, als die grünen Pflanzen begannen, das Wasser und schließlich auch das entstehende Land zu besiedeln, wandelte sich der Planet in einen für uns bewohnbaren Ort. Die Pflanzen vermochten, aus einem hochtoxischen Gemisch von Gasen eine Atmosphäre zu erschaffen, in der wir atmen, in der wir leben können.

Die grünen Pflanzen gelten in vielen Kulturen als die Erstgeborenen von Mutter Erde und Vater Sonne. Bäume gibt es seit etwa 500 Millionen Jahren auf der Erde. Sie schenken ihren jüngeren Geschwistern, den Tieren und Menschen, die Grundlage zum Leben. Im ältesten indogermanischen Schriftstück, der Rigveda, werden die Pflanzen aus diesem Grund auch als Mütter angesprochen, die noch älter als die Götter seien. Es sind die Pflanzen, die mittels Photosynthese nicht nur Licht in Urnahrung verwandeln, sondern auch durch das Abgeben von Sauerstoff den azurblauen Himmel und die schützende Ozonschicht schaffen. Sie dienen uns als Nahrung, schenken uns Medizin, Wärme, Kleidung und Behausungen.

In einer anderen Zeit, einer Zeit, in der wir laut Aussage der Wissenschaftler noch keine Menschen waren, da lebten wir in Bäumen. Das war vor etwa 4,4 Millionen Jahren. Wir liefen und kletterten auf vier Beinen in den Bäumen herum. Des Nachts kuschelten wir uns in einer Art Nest zusammen, welches wir uns im Baum gebaut hatten; die Tage verbrachten wir vornehmlich mit der Nahrungssuche und der Aufzucht der Jungen. Eines Tages entdeckte (etwas vereinfacht dargestellt) ein besonders schlauer Vorfahr, dass er die wunderbar schmackhaften und weithin in ihrer Farbigkeit leuchtenden Früchte viel besser erreichen konnte, wenn er sich auf seine Hinterbeine aufrichtete und mit den Vorderpfoten nach den Früchten griff. Mit ihm erkannten das natürlich einige seiner Kollegen, manche, indem sie ihm einfach zuschauten und nachmachten, was er tat, andere, da sie über das morphogenetische Feld sowieso mit ihm verbunden waren. Sie begannen nun ebenfalls, sich aufzurichten und nach den Früchten zu greifen. Diese Aufrichtung spielt eine wichtige Rolle im Hinblick auf unsere Menschwerdung und damit auch Selbstwerdung.

Neuere Forschungen mit Orang-Utans, aber auch Funde von 3,3 Millionen Jahre alten Knochen unserer Vorfahren untermauern die Hypothese, dass wir unseren aufrechten Gang unserem Leben auf den Bäumen verdanken (während ältere Forschungen davon ausgingen, dass wir uns erst dann aufgerichtet haben, als die Wälder sich zurückzogen und wir zunehmend in der Savanne zu Hause waren). Ernährt haben wir uns während unserer Zeit auf den Bäumen übrigens vorwiegend von dessen Blättern und Früchten (und den darauf lebenden Insekten); Tiere haben wir erst später, in der Savanne, gejagt.

Irgendwann, noch viel später in der Evolution – da waren wir laut Wissenschaft schon Menschen (und das sind wir seit rund 2,5 Millionen Jahren) – trugen die Wälder, die weite Teile der fruchtbaren Erde bedeckten, maßgeblich zur Entstehung von Zivilisation bei: Sie schenkten uns die Möglichkeit, Feuer zu machen. Ein machtvolles

Instrument – welches bis heute nicht immer im Dienste des Lebens eingesetzt wird. Doch wäre keine Zivilisation ohne das Feuer – ohne den Wald – denkbar.

Mit dessen Hilfe und mit Steinwerkzeugen (die Steinzeit dauerte bis vor etwa 4.300 Jahren) rodeten wir dann kleine »Inseln« in die Waldwildnis hinein und bauten unsere Behausungen aus dem Holz des Waldes. Zunächst waren diese einfach und unsere Ahnen noch Nomaden, bis die Jäger vor ungefähr 12.000 Jahren begannen, Vieh zu züchten und die Sammlerinnen Gärtnerinnen und Bäuerinnen wurden. Der Wald schenkte uns nach wie vor nicht nur Schutz und Heimat, sondern auch all unsere Nahrung und Medizin.

Der Wald ist die Grundlage unseres »In-der Welt-Seins«, unseres Seins in diesem Körper. Und so gibt es in vielen Kulturen Mythen, die beschreiben, dass die Menschen von den Bäumen kommen, aus deren Holz geschnitzt oder von Bäumen geboren werden. In der alten Prä-Hieroglyphen-Schrift Ägyptens leitet sich das Wort »gebären« vom Wort für »Baum« her (vgl. Hageneder 2006, S. 8). Unser Körper wird durch die Pflanzen genährt, die der Wald uns schenkt. Falls wir auch Tiere essen, so werden diese wiederum von den Pflanzen genährt. Doch der Wald nährt auch unseren Geist und ist zudem unserer Seele eine Urheimat, ein Ort des Sehnens, des Heilens, des Eintauchens in die Verbundenheit allen Seins. Er ist der Tempel unserer Ahnen.

Das Wissen um deren heilige Haine ist auch in uns noch lebendig. Es meldet sich zu Wort, wenn wir über diese unsichtbare Schwelle in den Wald eintreten und ein sanfter Schauer uns durchströmt; es lebt in unseren Träumen und Märchen, in unseren Mythen und Sagen.

In vielen Kulturen gibt es bis heute das Symbol des Weltenbaums, des Mutterbaums oder Lebensbaums. Und wenn wir ein bisschen tiefer hineinfühlen, merken wir, dass dieser Baum mehr ist als ein Symbol. Er ist lebendig in jedem einzelnen von uns. Seine Säfte strömen auch in dir, in der Mitte deiner Wirbelsäule. Seine Wurzeln reichen tief in die saftige Erde. Mit seinem Stamm verbindet er die Welten und lässt dich hoch hinauswachsen und hinein – in das, was du immer schon bist.

Auch das Konzept der Unteren, der Mittleren und der Oberen Welt finden wir in vielen Kulturen. Es dient – wie alle Konzepte – einer Annäherung an die Wirklichkeit. Diese drei Welten, die der Baum miteinander verbindet, sind natürlich nicht voneinander getrennt, sondern eine Beschreibung der Einheit allen Seins. Wenn im Frühjahr die Shakti-Kraft der Erdmutter tief unten im Reich der Frau Holle erwacht und sich an den Wurzeln des Weltenbaums entlang ihren Weg nach oben sucht, erwachen mit ihr die Pflanzen, Tiere und Menschen und mit ihnen all die Wesen der Mittleren Welt in ihr Dharma, in ihre Bestimmung. Wenn die Kraft nun weiter in die mächtige Krone des Weltenbaums steigt und sich schließlich (zur Sommersonnenwende) mit dem Licht, dem höchsten Bewusstsein, vermählt, dann ist dies ein Ausdruck höchster Einheit.

Der Weltenbaum er-innert uns daran; er verkörpert Re-ligio (= Rückverbindung) in ihrem ursprünglichen Sinn. Kopfüber für neun Tage und Nächte an ihm hängend, erlangte der nordische Gott Odin seine höchste Weisheit, erlebte er die mystische Vereinigung.

In dieser Rückverbindung, die auch der Inbegriff des Yoga-Weges ist, verwurzelst du dich tief in der Essenz deines Seins, deinem innersten Wesen und wirst zugleich der Verbundenheit allen Seins gewahr.

Ort der Geheimnisse

Es wartet vielleicht um die Ecke
ein Tor, ein Durchschlupf in der Hecke.
So oft ging ich daran vorbei.
Doch kommt der Tag, da geh ich frei
den Weg, der ins Geheimnis führt,
wo West die Sonne, Ost den Mond berührt.

NACH J.R.R. TOLKIEN

Scheinbar haben wir unsere Heimat verlassen. Alles hat uns der Wald geschenkt: Ein Zuhause, Nahrung im Überfluss und ein tiefes Empfinden der zyklischen Wiederkehr, der Verbundenheit allen Lebens. Noch für unsere keltischen Ahnen kam alle Weisheit aus dem Wald. Die Druiden verbrachten ihre langjährige Lehrzeit in den Tiefen des Waldes, und der Wortstamm für Wald und für Weisheit ist ein und derselbe (»vid«, auch in »Druide« enthalten: »Dru« = »Baum«, »vid« = »Wald« und »weise«). Sie feierten die Jahresfeste in den heiligen Hainen und brachten den Geschöpfen des Waldes und ihrem Hüter, dem gehörnten Gott, Cernunnos, ihren Dank dar. Doch bereits für sie war (anders als für die vorkeltischen Stämme, das »Kleine Volk«) der Wald eine »andere Welt« und der Gang dort hinein ein Gang, der wenigen, besonders veranlagten Menschen vorbehalten war. Nicht jeder konnte sich dort sicher bewegen. Unsere keltischen Ahnen lebten inmitten der Wälder, die ihre Kultur prägten. Doch auch sie lebten nicht mehr im Wald, sondern, Inseln gleich, auf gerodeten Freiflächen. Im Zuge unserer Menschwerdung haben wir einst das Paradies verlassen. In einer Weise war das wichtig. Der Wald lieferte uns den »Zündstoff« für die Entstehung von Zivilisation, doch zugleich liegt genau hier die Wurzel der vermeintlichen Trennung, unter der wir bis heute leiden: Dort ist die Natur, hier die Kultur.

Von dem Zeitpunkt an, in dem wir von den Bäumen stiegen und begannen, den Wald zu roden, um uns Lebensräume am Boden zu schaffen, wurden wir zu Menschen, und von diesem Moment an wurde der Mensch zum Gegenspieler des Waldes. Gäbe es uns nicht, dann wären große Teile der fruchtbaren Erde heute mit Wald bedeckt. Da, wo sich menschliche Kultur besonders schnell entwickelte, verschwanden auch die Wälder schneller. Da, wo vermeintlich »die Wiege unserer Kultur und Heilkunst« liegt, im Mittelmeerraum, waren die Wälder längst verschwunden (sie fielen dem Bau von Städten, Schiffen, der Bearbeitung von Metallen zum Opfer), als wir, nördlich der Alpen, noch auf Inseln inmitten gigantischer Regenwälder hausten, die bis heute tief in unserer Seele ihre Wurzeln schlagen. Anders herum wurzelt unsere Seele bis heute in den Tiefen dieser Wälder. Doch seit dem Moment, da wir »außerhalb« leben, machen uns diese Tiefen eben auch Angst. Sorgsam rodeten wir Flächen frei, in denen wir unsere Häuser bauten und Felder anlegten. Wir schützten diese mit dornigen Hecken und Zäunen vor den Tieren und »Anderswelt-lichen« des Waldes. Hier die Kultur, dort die gefährliche, die ungezügelte Wildnis, die es zu beschwichtigen, zu besänftigen gilt, damit all jene, die sich dort hineinwagen, unbeschadet zurückkehren. Dort gibt es Beeren, Nüsse, Kräuter, Tiere – Nahrung im Überfluss. Doch auch viele Gefahren, und nicht jeder kehrt heil von der Jagd oder vom Beerensammeln zurück – es gibt freundliche und weniger freundliche Bewohner dieser »Anderswelt«. Diese Ambivalenz spiegelt sich in zahlreichen Märchen wider, in denen übelwollende Zwerge dem Protagonisten auf seinem Weg durch den Wald auflauern, er von der bösen Hexe (oder deren Lebkuchenhaus) verführt und getäuscht, von bösen Zauberern gefangengenommen wird, sich verläuft, verliert und verfängt im undurchdringlichen Dickicht…

Zugleich bietet der Wald Schutz und Versteck (zum Beispiel im Märchen »Allerleirauh«), er beherbergt freundliche Hilfsgeister und Tiere, die dem Protagonisten zur Seite stehen, er schenkt das benötigte Heilkraut oder den Schatz, der zur Befreiung oder zur Vermählung mit dem Liebsten führt – vorausgesetzt, der Held des Märchens ist bereit, die vorgegebenen Pfade zu verlassen und unbekannte Wege zu gehen, sich seinen Ängsten zu stellen und ihnen die Stirn zu bieten. In der Verborgenheit des Waldes begegnen ihm auch die tief verborgenen Anteile seiner eigenen Seele, die es anzuschauen und zu integrieren gilt, um ganz zu sein und bereit für die Vermählung mit dem eigenen innersten Wesen, welche zugleich ein Wiedererkennen ist. In der Jungschen Psychologie werden jene Anteile der Seele als Animus und Anima bezeichnet. Etymologisch finden wir hier eine enge Verwandtschaft zu »animal« (engl. Tier). In der Tiefe des Waldes begegnen wir durchaus auch unserem animalischen Anteil, an den es sich zu erinnern und den es zu integrieren gilt. Im Märchen heiratet der Held die Prinzessin, die zugleich für die eigene Anima, die weibliche Seite seiner Seele steht.

So wird der Gang in den Wald zu einem Sinnbild des Reifens und Wachsens; der Wald zu einem Ort der Initiation, einem Ort der

Geheimnisse und des Wiederfindens verlorengeglaubter Aspekte des Seins, ein Ort der ganzheitlichen Erfahrung von Wirklichkeit.

Diese können wir nicht geschützt hinter unseren Hecken erfahren, denn die Wirklichkeit klammert nicht aus, sie lässt sich nicht aufteilen. Und auch, wenn wir keine Ahnung haben von dem, was uns im Wald erwartet, so brauchen wir ja nicht blind durchs Dickicht zu stolpern.

Deine Sehnsucht weist dir den Weg in den Tiefen des Waldes. Sicherlich hast du längst erkannt, dass das Leben hinter der Hecke nur die halbe Wahrheit ist. Vielleicht hast du Lust, all die Geheimnisse zu erforschen, die dort auf dich warten – auch dann, wenn du keine Landkarte hast von dem Terrain, keine Ahnung von dem, was dort geschieht.

Und vielleicht erkennst du, dass die »Dort-Welt« des Waldes genau »hier« ist.

> Das Gegenteil von »wild« ist nicht »kultiviert«, das Gegenteil von »wild« ist »gefesselt«.
>
> Vandana Shiva

Zu allen Zeiten gab es jene, die sich in beiden Welten zu Hause fühlten – in beiden Welten, die doch untrennbar zusammengehören und in Wirklichkeit eine Einheit bilden. Oft sitzen sie auf der Schwelle, wohnen in diesem Grenzbereich zwischen dieser und der anderen Welt. Vielleicht können sie mit dem einen Auge noch das letzte Reiheneckhaus der nahegelegenen Wohnsiedlung sehen, während sie mit dem anderen die Vielfarbigkeit des Grüns erschauernd in sich einlassen. Sie kennen die Belange und Bedürfnisse der Menschen dort in der Siedlung, doch ebenso gerne lauschen sie dem Gesang der Vögel, dem Lied der Elemente und ihrer vielgestaltigen Wesen. Sie wenden sich nicht ab von der Welt, wenngleich das manchen so erscheinen mag, sondern tauchen tief ein. Und sie sind nicht nur in der einen, der Welt der Kultur, und der anderen, der Welt der Natur, zu Hause, sondern auch in jenem dritten Bereich, der die Welten um die tiefe Einheit wissend verbindet: im Bereich der Schwelle, des Zauns, der Hecke oder des Hags. Jene wurden in früherer Zeit auch »Hagazussa« (= »Zaunreiterin«) genannt, und es leitet sich auch das Wort »Hexe« daraus her.

Die Angst der Römer, die vor rund zweitausend Jahren in die von ihnen als unwirtlich erlebte Waldwildnis nördlich der Alpen eindrangen, machte nicht nur die dort lebenden Menschen zu ungezähmten, wilden Barbaren, sondern ebnete den Weg, jene zu verdammen, die sich in dieser Waldwildnis sicheren Schrittes bewegten, wie durch Zauberei mal hier, mal dort auftauchten, mit den Bäumen sprachen, ja, diese verehrten oder gar bei den Bäumen des Waldes zur Schule gingen. Das Wort »wild« entspringt demselben Wortstamm wie das Wort »Wille«; »wild« könnte demnach ein Wesen sein, dessen Wille frei ist. (vgl. Metzner 1993, 55) Und ein freier Wille entspringt unserem Verständnis nach der Einheit mit der Natur. Im Gegensatz dazu entspringt der »Wille« des kultivierten Wesens, vereinfacht ausgedrückt, der Sozialisierung und Konditionierung durch ein menschengemachtes Wertesystem, das heißt, der Orientierung an einer Gruppe. Vor dem Hintergrund des Funktionierens eines sozialen Systems und der Organisation des Zusammenlebens mag dies sinnvoll erscheinen. Da dieser Vorgang jedoch in der Regel unbewusst vonstatten geht, wird dieser Wille zum »Zwangswillen« und tritt an die Stelle der Freiheit menschlichen Seins.

Um den freien Willen der Waldbewohner zu brechen, der mit der Weisheit der Bäume unmittelbar verwoben war, ließ später die christliche Kirche die Heiligen Haine und Bäume abhacken, und die Geschichte nahm ihren verhängnisvollen Lauf.

Doch der Ruf des Waldes an uns ist niemals verklungen, und bis heute steht der Weltenbaum klar und aufrecht da und wurzelt tief in der Ewigkeit.

Ort der Kommunikation

Was genau ist es, was uns da ruft? Und stehen die wilde Natur des Waldes und die menschliche Kultur, der freie Wille und der »Kulturwille«

einander wirklich konträr gegenüber? Oder ist auch unsere Kultur der Natur immanent? Können wir vom Wald auch etwas über unser menschliches Miteinander lernen? Was vernahmen unsere Ahnen, wenn sie wähnten, dass die Weisheit aus dem Wald komme? War der Wald ihnen wirklich eine »Anderswelt«? Oder war nicht eher »die Natur« das »Normale« und die Kulturlandschaft das »Andere«? Was vernahmen die Waldmenschen, wenn sie in träumerischer Gelöstheit ihre Runen oder Ogham-Zeichen in zuvor sorgsam ausgewählte Holzstäbe ritzten, was raunten die Wesen des Waldes, wovon sangen ihnen die Bäume? Sicherlich etwas, was in Buch(en)staben kaum ausgedrückt werden kann, da der Wald sehr viel unmittelbarer zu uns spricht als jede menschliche Sprache dies vermag. Im Gegenteil: Mit der Entwicklung der Sprache vollzogen wir einst die Trennung; Abstraktion und Beschreibungen traten an die Stelle der unmittelbaren sinnlichen Wahrnehmung der uns umgebenden Wirklichkeit. Und mittels der Sprache vollziehen wir Tag für Tag jene Trennung erneut. Und so können die holprigen Worte, die wir hier stammeln, dich natürlich nicht zurück ins Paradies tragen, sondern möchten dich anstiften, dem Wald wieder fühlend, wahrnehmend zu begegnen, eine Ahnung und vielleicht auch eine Sehnsucht in dir berühren. Um die Sprache des Waldes zu verstehen, brauchst du keine Vokabeln zu lernen, denn sie ist dir bereits zutiefst vertraut. Es ist mehr ein Prozess des Erinnerns, ein Prozess der Bewusstwerdung.

Die lebendige Welt kommuniziert unentwegt miteinander; Leben ist auf Kommunikation angewiesen. Die Stille des Waldes ist erfüllt von Kommunikation, das »wood wide web« (vgl. Thoma) ist rund um die Uhr in Aktion. Bäume kommunizieren miteinander. Doch ohne die Erde, auf der sie stehen, mit all ihren Bodenlebewesen, wäre dies nicht möglich. Diese versorgen die Bäume mit Nährstoffen (zum Beispiel wissen die mit den Bäumen verbundenen Pilzgeflechte bereits zehn Minuten nach einer Verletzung der Rinde »ihres« Baumes, was der Baum nun an Nährstoffen braucht). Der Baum wiederum schenkt diesen Lebewesen Nahrung in Form von Zucker, den er mittels Photosynthese herstellt. Den schenkt er auch den Pilzfamilien, die an und in seinen Wurzeln leben und mit ihrem weitreichenden Mycelsystem als Nervensystem des Waldes bezeichnet werden können. (Mit jedem Baum leben laut Erwin Thoma drei bis sieben Pilzfamilien, wobei eine einzige Pilzfamilie rund 50 km Mycelfasern bildet!) Über dieses System von Pilzfäden werden mit großer Geschwindigkeit biochemische Impulse und damit wichtige Informationen zwischen den Bäumen weitergeleitet (so drosseln Bäume bei der Information über Trockenheit innerhalb kürzester Zeit ihren Wasserverbrauch). Auch über Duftmoleküle kommunizieren die Bäume miteinander. Wenn ein Baum von Schädlingen befallen wird, vermindern infolge seiner ausgesendeten »Duftbotschaft« im Umkreis von bis zu fünfzig Metern die umstehenden Bäume ihr Wachstum und investieren ihre Energie vermehrt in die Bildung von Abwehrstoffen. Das geschieht auch, wenn ein Reh die Knospen eines jungen Triebes anknabbert, nicht aber, wenn diese zufällig abgebrochen werden. Dass die Bäume auch mit uns mittels »Duftvokabeln« kommunizieren, werden wir weiter unten sehen.

Selbst die Gestalt der Bäume ist Ausdruck von Kommunikation – der Kommunikation mit den Eigenschaften eines Ortes. Diese reichen natürlich weit über die rein biochemische Zusammensetzung des Waldbodens hinaus. Jeder Ort hat überdies eine energetische Ausstrahlung, die wir uns ebenfalls zunutze machen, um in einen heilsamen Dialog mit der Landschaft einzutreten. Diese »Ausstrahlung« ist sehr vielschichtig – von physikalisch messbaren Erdstrahlungen bis in sehr feinstoffliche Bereiche, die mit unseren gewohnten Sinnen nicht mess- und erfahrbar sind – und doch wirken sich all die unterschiedlichen Ebenen – bewusst und auch unbewusst – auf uns aus. Bäume bringen dies in ihrer Gestaltbildung zum Ausdruck. Besondere Wuchsformen werden zum Anzeiger besonderer Ortsqualitäten, dem kundigen Menschen offenbaren sich so besondere Kraftorte, Orte mit einer weniger förderlichen Erdstrahlung, verborgene Quellen und mehr.*

* In der heutigen Zeit hat sich der Architekt und Ingenieur Guntram Stoehr eingehend mit der Erforschung dieser Phänomene befasst, s. Literaturliste.

Eines ist gewiss und offenbart sich im perfekten Zusammenspiel des Waldes: Alles ist mit allem verbunden, und wir können kein Lebewesen – auch den Menschen nicht – losgelöst vom großen Ganzen betrachten. Wir befinden uns in einem unentwegten Austausch und einer gegenseitigen Abhängigkeit – ob uns das nun bewusst ist oder nicht. Und doch lehrt uns jeder Baum des Waldes, dass dies nicht bedeutet, uns komplett für das »Wohl der Gemeinschaft« oder andere menschengemachte Ideale aufzuopfern. Jeder Baum kennt seinen Lebenszweck und tut alles dafür, ihn zu leben. Eine Gruppe von Schösslingen steht Seite an Seite und strebt nach Sonnenlicht. Nur die wenigsten schaffen es, ein stattlicher Waldbaum zu werden. Als solcher setzt er dann auf Gemeinschaft. Unsere menschliche »Ich-zuerst«-Mentalität, die auf grenzenloses Wachstum setzt, ist das Gegenteil davon. Der Baum versorgt die Nachkommenschaft, kranke Nachbarn und mitunter sogar den Baumstumpf eines gefällten Baumes mit Nahrung. Er sorgt für optimale Lebensbedingungen, eine gute Boden-, Luft- und Wasserqualität. Wenn wir genauso ohne Wenn und Aber das leben, was wir sind, dienen wir damit dem großen Ganzen.

Ort der Heilwerdung

Während weiterhin die grünen Lungen der Erde der menschlichen Profitgier in einem nie dagewesenen Ausmaß zum Opfer fallen, vernehmen viele Menschen diesen Ruf des Waldes heute wieder. »Wald« ist »hip« geworden. Er findet wieder einen regen Zulauf, ist Ort der Zuflucht und der Erholung, Ort vielfältiger Freizeitvergnügen für zivilisationsmüde Menschen auf der Suche nach dem Kick und ein Ort des Atemholens. Die Früchte des Waldes finden sich auf den Tellern von Gourmet-Restaurants und seine Medizin in der Hausapotheke. Heute können wir uns sogar digital mit Bäumen und deren Frequenzen vernetzen, wenn wir uns gerade mal wieder »abgeschnitten« fühlen.

Und der Wald ist Gegenstand medizinischer Forschung geworden.

Dass all dies noch immer der Ausdruck unserer Trennung vom Wald und damit auch von unserer eigenen Natur ist und wir die Einheit nicht über Konsum und Betäubung wiederfinden können, ist deutlich fühlbar.

Wir wollen nun nicht – als Antwort auf diese Entwicklung, die in einer Weise auch wichtig ist – dazu einladen, wie die »Vormenschen« auf Bäumen zu hausen und jeglichen »Fortschritt« zu verneinen. Die Entfremdung aber, die sich in eben jenem Fortschritt ihren Ausdruck verschafft, die wollen wir fühlen lernen. Es geht nicht um Verurteilung, sondern um Bewusstwerdung.

Und so kann alles, was dort gerade an Bewegung geschieht, uns zum Wegweiser werden, den Ruf des Waldes noch tiefer zu vernehmen.

Baden in der Atmosphäre des Waldes

Seit Anfang der Achtziger Jahre gibt es in Japan eine offiziell anerkannte Methode der Prävention und Behandlung von Krankheiten; sie nennt sich Shinrinyoku. Das bedeutet übersetzt in etwa »Baden in der Atmosphäre des Waldes«. Auch in Europa findet das sogenannte »Waldbaden« inzwischen Zulauf.

Ebenfalls in Japan gibt es seit 2012 den universitären und klinischen Forschungszweig der »Forest Medicine«. Erforscht werden hier nicht Heilmittel aus dem Wald, sondern die Heilkräfte des Waldes selbst.

Heute wissen wir, dass Pflanzen unter anderem über Duftstoffe miteinander kommunizieren; die meisten davon sind Terpene. Und ob uns das nun bewusst ist oder nicht – wenn wir durch den Wald spazieren, kommunizieren diese Duftstoffe auch mit uns; genauer gesagt, mit unserem Immunsystem. Und dieses antwortet ihnen! Forscher der *Nippon Medical School* fanden heraus, dass bereits nach einem Tag im Wald die Natürlichen Killerzellen um 40 % zugenommen haben;* diese erhöhen sich weiter, wenn wir uns länger im Wald aufhalten.

* Die Natürlichen Killerzellen sind lymphatische Zellen unseres unspezifischen Abwehrsystems und machen pathologisch veränderte Zellen in unserem Körper unschädlich (Tumorzellen und von Viren befallene Zellen).

Bereits nach zwei bis drei Tagen im Wald sind die Natürlichen Killerzellen für dreißig Tage erhöht. Weiterhin erhöhen sich krebshemmende Proteine in unserem Körper, und die Forscher rund um Quing Li fanden heraus, dass in bewaldeten Gebieten weniger Menschen an Krebs sterben als in Gegenden ohne Wald. Dieselben Forscher konnten auch nachweisen, dass der Cortisolspiegel sich bereits nach einem Spaziergang im Wald senkte. Auch der Adrenalinspiegel im Urin sank bereits nach einem Tag im Wald, bei Frauen signifikant mehr als bei Männern. Beide Stoffe, die in unseren Nebennieren ausgeschüttet werden, gehören zu den sogenannten Stresshormonen.

Adrenalin – eigentlich kein Hormon, sondern eher ein Neurotransmitter – wird in akuten Stresssituationen ausgeschüttet. Da wir in der heutigen Zeit kaum die Möglichkeit haben, in diesen Situationen mit (körperlichem) Angriff oder Flucht zu reagieren, hat unser Körper kaum die Möglichkeit, das Adrenalin adäquat abzubauen und steht quasi unter Dauerstrom. Dazu kommt dann bei Dauerstress die Ausschüttung von Cortisol mit all den Nebenwirkungen, die uns auch von pharmazeutisch hergestellten Kortisonpräparaten bekannt sind. Auf Dauer führt die erhöhte Cortisolausschüttung zudem zu einer Ermüdung der Nebennierenrinde – einhergehend mit Erschöpfung, hormonellen Schwankungen und zahlreichen oft unspezifischen Symptomen, zusammengefasst unter dem Begriff des Burnout-Syndroms. Nun fanden die Forscher aber nicht nur heraus, dass der Spiegel der Stresshormone im Wald sinkt, sondern zugleich das, ebenfalls in der Nebennierenrinde produzierte Hormon DHEA durch einen Aufenthalt im Wald zunimmt. Dieses Hormon ist ein Vorläuferhormon, aus dem diverse andere Hormone gebildet werden, und zugleich ein Gegenspieler des Cortisols. Diese Ergebnisse konnten frühere Studien untermauern, die belegten, dass nach Aufenthalten im Wald Blutdruck und Puls gesenkt werden. Wir wissen, dass Bluthochdruck und seine Folgen eine der am weitesten verbreiteten, durch unseren Lebensstil ausgelösten Erkrankungen unserer Zeit ist.

Die oben erwähnten Terpene bewirken zudem eine Aktivierung des Parasympathikus – jenen Teils unseren Nervensystems, welcher für Entspannung und einen erholsamen Schlaf zuständig ist.

Da die Botenstoffe, mittels derer die Pflanzen kommunizieren, den Neurotransmittern in unserem Körper entsprechen und teilweise sogar chemisch identisch sind, könnten wir die Pflanzenwelt gar als »Verlängerung unseres Nervensystems« (Rätsch 1993, 16) betrachten.

Den Bäumen wahrhaftig zuzuhören oder mit ihnen zu sprechen wäre somit ein konkreter körperlicher Vorgang und nicht einfach eine esoterische Idee. Unser Körper versteht die Sprache der Pflanzen ganz unmittelbar und auf einer biochemischen Ebene. Da wir aber verlernt haben, unserem eigenen Körper zuzuhören, sind uns diese Vorgänge meist nicht bewusst. »Es ist nicht unser Körper, der von der Natur abgespalten ist; es ist unser rationales Bewusstsein, das sich selbst ausgegrenzt hat.« (ebd., 17)

Der Wald als Heiler der Seele

Über unseren Körper, über die konkrete sinnliche Erfahrung wirkt sich der Aufenthalt im Wald natürlich auch auf den Geist, das Ordnungsprinzip unseres Körpers, und unser Gemüt aus. Dass Orte in der Natur uns »Heilorte« sind, erleben wir, wenn wir Menschen in die Trance begleiten. Häufig tauchen aus der inneren Bilderwelt spontan Orte auf, die an die Savannenlandschaft unserer Ahnen erinnern, aber auch Waldlichtungen, Hügellandschaften, Wiesen und Bäume. Oft kommen auch Erinnerungen an mystische Naturerfahrungen in der Kindheit. (vgl. LaChapelle 1999, 80) Diese Erlebnisse in der Natur sind häufig die ersten bewusst erlebten mystischen Erfahrungen, Erfahrungen einer tiefen Intimität und Gegenwärtigkeit, des So-Seins und der Verschmelzung. Sie können den Beginn eines bewusst begangenen spirituellen Weges, der großen Pilgerreise unseres Lebens markieren. Das Spiel in der Natur könnte als »Herzstück des Spiels« (ebd., 128) betrachtet werden und bildet somit eine Grundlage für die Arbeit mit Naturritualen und des Waldyoga und anderer weiter hinten beschriebenen Übungen.

Ein schwedischer Forscher (Patrick Grahn) konnte belegen, dass Kinder, die in der Natur spielen, zudem eine bessere körperliche

Koordination und Konzentration sowie Kommunikationsfähigkeit entwickeln als Kinder, die in der Stadt aufwachsen. Dass die gerichtete Aufmerksamkeit im Alltag sich verbessert, qualifiziert das Spiel in der Natur auch in der Therapie von ADHS – welches aus unserer Sicht kein Krankheitssyndrom ist, sondern eine natürliche Folge verschiedener zivilisatorischer Einflussfaktoren (etwa Strahlenbelastung, Ernährung, Bewegungsmangel, Digitalisierung und Konformitätsdruck). Weiterhin bricht in ländlichen Regionen signifikant seltener Schizophrenie aus als in Städten (vgl. Arvay 2015, 121).

Auch konnte belegt werden, dass Aufenthalte im Wald nicht nur die Vitalität erhöhen, sondern darüber hinaus Aggressivität und Angst sowie Stimmungsschwankungen verringern können. Andere Studien konnten zeigen, dass Wildniserfahrungen den Blick auf und den Umgang mit dem eigenen Körper verändern. Schon Friedrich Nietzsche stellte fest: »Wir sind so gerne in der Natur, weil diese keine Meinung über uns hat.«

Die Natur begegnet uns völlig unvoreingenommen und unmittelbar, sie urteilt und verurteilt nicht – was nicht bedeutet, dass es kein Bewusstsein gibt oder ein Baum sich nicht an seine menschlichen Besucher erinnern oder deren Energie nicht wahrnehmen könne.

In der Natur gibt es keine Gleichschaltung (um die wir uns in unserer Jagd nach Schönheitsidealen in der menschlichen Welt des Gruppenbewusstseins ja oft – wenn auch unbewusst – bemühen): Kein Baum gleicht dem anderen. Und meist fühlen wir uns nicht von Monokulturen angezogen (ein Akt der Vergewaltigung durch den Menschen), sondern gerade von jenen Bäumen, die vielleicht ein wenig verwachsen und verschroben daherkommen, die etwas anders gewachsen sind als die anderen oder einzeln und majestätisch eine weite Fläche überblicken. Es ist, als wollten sie uns ermutigen, ohne Wenn und Aber in das hineinzuwachsen, was wir immer schon sind – mit all unseren vermeintlichen Makeln. Geschehen wird dies sowieso, da führt kein Weg daran vorbei – denn du kannst nicht jemand anderes sein oder werden, als du bist. Der Gang in den Wald kann dich lehren, dass dieser Satz keine Drohung ist, sondern Befreiung schenkt.

Viriditas – die grüne Kraft des Waldes

»Viriditas« ist wohl die bekannteste Wortschöpfung der Hildegard von Bingen, die als Äbtissin im 11. Jahrhundert lebte und wirkte, dabei aber durchaus in der Tradition germanischer Seherinnen und Mystikerinnen stand. In visionärer Schau erkannte sie, alles und jedes sei von der schöpferischen Kraft Gottes durchdrungen und diese Kraft sei grün. Anders als in der christlichen Tradition des Mittelalters üblich, war der Leib, die Materie für sie nicht sündig, sondern ein Ausdruck, eine Manifestation jener Grünkraft, die in der Sonne selbst wurzelt.

Das Blattgrün der Pflanzen können wir aufgrund der biochemischen Prozesse, die uns heute bekannt sind, tatsächlich als stoffgewordenes Sonnenlicht bezeichnen. Es verfügt über große Heilkräfte, die wir unserem Körper schenken können, indem wir es so oft wie möglich als Nahrung und als Medizin zu uns nehmen (vgl. Wichterich 2016, 8/ 9).

Doch die Grünkraft der Hildegard ist noch mehr – es ist jene Urkraft, die die yogischen Schriften als Prana beschreiben – die Lebensenergie selbst. Sie wird uns über unseren Körper und über unsere Atmung erfahrbar, wenn wir vollkommen anwesend sind. Darauf werden wir im Praxis-Teil ausführlicher eingehen. Dass Hildegard diese Kraft als Grün wahrnahm, ist natürlich kein Zufall. Dass sie uns im Grünen konzentrierter begegnet als in unseren grauen Asphaltwelten, ist spürbar. Als wir (die Autoren) in der Stadt gelebt haben, haben wir viele klassische Yoga-Übungen praktiziert, um das Fließen dieser Kraft in unserem Körper wieder fühlen zu können. Nun leben wir inmitten eines Naturschutzgebietes. Ein Gang in den Wald, die Arbeit im Garten, das Eintauchen in das vielfarbige Grün macht uns die Urkraft sehr viel unmittelbarer erfahrbar und räumt die Hindernisse aus dem Weg, die wir dem Fließen – zumeist unbewusst – entgegensetzen. So wird uns der Wald auch energetisch gesehen zum Heiler.

Das Ganze ist mehr als die Summe seiner Teile

Nun scheint es verlockend, uns auf der Suche nach Heilwerdung in den Wald zu begeben – sei es, um ein paar Terpene für unser Immunsystem zu »tanken«, den Blutdruck zu senken, die wohltuende Wirkung des Grüns auf unser Gemüt zu genießen, uns zu entspannen und zu erholen oder auch, um den Fluss von Prana zu erhöhen und uns damit energiegeladener und vitaler – schlichtweg dem allgemeinen Alltagswahnsinn wieder gewachsen zu fühlen. Wenn wir uns auskennen, können wir bei der Gelegenheit gleich noch ein paar Kräuter für den Salat, Blätter, Harze, Wurzeln oder Rinden für die Herstellung einer Salbe oder Tinktur sammeln. Das können wir machen, in einer Weise ist das natürlich hilfreich. Der Wald als Arzt und Therapeut, als Apotheke, Supermarkt und Erholungsort in einem!

Doch – und das ist nun vielleicht etwas schwerer zu verstehen – diese Herangehensweise kann uns auch zu einem großen Hindernis werden. Die Herangehensweise, zu der wir dich einladen möchten, geht tiefer und ist weitreichender. Indem wir den Wald und seine Gaben konsumieren, ökologisieren, ökonimisieren und zunehmend auch pädagogisieren, »entzaubern« wir ihn (vgl. Kreszmeier 2012, 128). Wenn wir einen Baum in Wurzeln, Stamm, Äste und Blätter oder gar in die einzelnen Inhaltsstoffe seiner Teile untergliedern und den Wald als Ansammlung von Bäumen sehen, dann bleiben uns seine Geheimnisse und seine wahre Schönheit und Wesenhaftigkeit verborgen; dann sehen wir den Wald vor lauter Bäumen nicht. Dann sehen wir aber auch uns selber nicht. In dem Maße, in dem wir den Wald nicht erkennen, können auch wir nicht erkannt werden. In der Naturtherapie wird der Wald zum »Sinnbild für das Paradies, aber auch für das Wilde, Dunkle, Verbotene« (ebd., 130). Und in der Praxis von Waldyoga und Naturritualen wird er darüber hinaus zum Ort des Wiedererkennens, der die Verbundenheit allen Lebens verkörpert; er wird zu einem Ort der Re-ligio, der tiefen Wiederan- und -einbindung.

Waldzeit ist zyklisch

Die »Entzauberung« des Waldes hat aus unserer Sicht vor allem auch mit unserem Empfinden von Zeit zu tun.

Die Natur lehrt uns, dass alles seine Zeit hat. Als Kinder wussten wir das, lebten wir das. Im Spiel in der Natur tauchten wir tief in den gegenwärtigen Moment ein.

Daran erinnerten auch wir uns, als wir, des Stadtlebens müde, wieder in die Wälder gingen und »Wildniserfahrungen« machten. Wie lange dauert es, mit einem Drillbogen Feuer zu machen – davon abgesehen, dass dieser zuerst hergestellt werden, Zunder und Feuerholz gesammelt und die Feuerstelle angelegt werden muss. Wie oft betätigen wir zu Hause völlig unbewusst einen Lichtschalter, wie selbstverständlich ist uns die Wärme unserer Behausung! Hier draußen bekommt dies alles eine andere Relevanz, eine andere Wertigkeit – und eine völlig andere Dimension von Zeit. Der Wald entschleunigt. Und in dieser Entschleunigung verändert sich die Wahrnehmung, schärfen sich die Sinne, weitet sich der Blick. Auch die Art, uns zu bewegen, verändert sich – ebenso die Kommunikation.

Und dieser Entschleunigung bedarf es dringend. In unserem Fortschrittswahn haben wir uns selbst überholt, nun rennen wir hinterher – ja, wir rennen! – und sind doch nie schnell genug, uns selber wieder einzuholen. Vielleicht wollen wir das auf der Ebene des Gruppenbewusstseins ja auch gar nicht. Möglicherweise laufen wir uns auch gar nicht hinterher, sondern davon, um bloß nicht zu fühlen, was gerade geschieht. Es ist gar nicht so leicht, innezuhalten und uns einzugestehen, dass und wovor wir auf der Flucht sind – vor allem, wenn wir entdecken, dass das, wovor wir flüchten, womöglich dasselbe ist wie das, was wir zutiefst ersehnen.

Im Wald nun läuft die Zeit anders. Und nicht umsonst boomt der Markt mit »Wildnistrainings« für müde Manager. Die Entschleunigung vollzieht sich, während wir staunend danebenstehen und zuschauen. Wir können sie nicht machen, wohl aber verhindern. Und doch liegt in dieser Entschleunigung noch nicht das Geheimnis der

Waldzeit; sie ist eher so etwas wie ein erster Schritt, der das Erleben der Waldzeit möglich macht. In der Waldzeit löst auch sie sich auf in den gegenwärtigen Moment. Waldzeit ist immer jetzt.

Natürlich gehen wir in den Wald oder praktizieren Waldyoga, um etwas zu erreichen. Es gibt einen Ausgangsort, an dem wir uns befinden und auch eine Vorstellung von einem Ziel, zu dem wir uns hinbewegen. Vielleicht wollen wir entspannter, gesünder, ausgeglichener sein, mal wieder etwas »herunterfahren« oder der Langeweile entfliehen und Abenteuer erleben… Zeit ist in unserem gewohnten Verständnis ein lineares Geschehen. Jetzt ist dies, dann kommt das und dann das – im Idealfall entwickelt sich alles zum Besseren, ein Ereignis folgt auf das nächste. Es gibt eine Vergangenheit, über die wir vielleicht gerade nachsinnen, während wir den Waldweg entlangstapfen. Vielleicht beschäftigen wir uns auch gerade gedanklich mit der Zukunft, machen Pläne oder sorgen uns. Plötzlich stehen wir wieder vor unserer Haustüre. Wir waren eine Stunde im Wald unterwegs, Gedanken denkend, die wir vielleicht schon Hunderte von Malen gedacht haben – doch haben wir das Federn des weichen Waldbodens unter unseren Füßen bemerkt? Den Gesang der Vögel vernommen und das Plätschern des Baches? Haben wir die Gerüche des Waldes wahrgenommen – etwa den der Walderdbeerblätter nach dem Regen? Haben wir die Regentropfen, die Sonnenstrahlen und den Wind auf unserer Haut gefühlt?

Waren wir überhaupt im Wald? Ja und nein.

Glücklicherweise haben wir die Wahl, der Einladung des Waldes zu folgen, unser lineares Zeitempfinden (oder eher »Zeit-Denken«) loszulassen und in die »Waldzeit« einzutauchen. In der Natur wird uns erfahrbar, dass die Linearität von Zeit ein Konstrukt ist. Das Werden und Vergehen und das neue Werden öffnet uns für ein kreisförmiges Zeitempfinden, welches heutigen indigenen Kulturen ebenso wie unseren waldbewohnenden Ahnen zu eigen ist. Im kreisförmigen oder zyklischen Empfinden von Zeit ist dieses nicht vom uns umgebenden Raum zu trennen, und so entspricht die Wahrnehmung von Zeit stets auch der sinnlichen Wahrnehmung der uns umgebenden Natur (vgl.

Abram 2012, 191 ff.). Und je nach Intensität der Wahrnehmung kann diese das Empfinden von Zeit immens verändern. Die unterschiedlichen »Medizinräder« indigener, schamanischer Kulturen gründen auf den Wahrnehmungen der zyklischen Prozesse der Natur. Der Aufgang der Sonne, ihr Weg durch den Tag, ihr Untergang des Abends, die Mondphasen, der Tierkreis, der Wandel der Jahreszeiten – all diese Prozesse verlaufen nicht linear, sondern sind zyklischer Natur. Jedes Medizinrad indigener Kulturen – auch das unserer den Wald bewohnenden Ahnen – ist zugleich auch ein Gang durch den Jahreskreis.

Dass wir nicht losgelöst von den Jahreszeiten und den Prozessen in der Natur leben, die unseren Kulturraum prägen, ist deutlich spürbar. Zum Beispiel zieht es uns im Frühling hinaus, wir sprudeln vor Ideen und Visionen für dieses Jahr, während wir im Herbst unsere Ernte einfahren und uns allmählich darauf vorbereiten, uns vor den kuscheligen warmen Ofen zurückzuziehen und nach innen zu gehen.

Das Feiern der Jahresfeste ist eine Möglichkeit, in die jeweilige Zeit- und Ortsqualität einzutauchen.

Das Rad des Jahres

> Die »Muster der Natur sind in uns [...] und außerhalb von uns – in der Natur um uns her. In einer guten Kultur gibt es kaum Abweichungen zwischen diesen beiden Mustern. Wenn doch Abweichungen entstehen, werden sie durch jahreszeitliche Feste aufgelöst«.
>
> LaChapelle 1999, 57

Für unsere keltischen Ahnen hatte das Rad des Jahres acht Speichen, das heißt, es gibt acht Jahresfeste. Vier dieser Feste sind Mondfeste (Samhain, Imbolc, Beltane und Lughnasad), vier sind Sonnenfeste (die Tag- und Nachtgleichen und die Sonnenwenden).

Wenn wir die Jahresfeste feiern, reihen wir uns ein in eine uralte Tradition und zugleich in die lebendigen Prozesse ewiger Wiederkehr. So wundert es nicht, dass viele der alten oder auch scheinbar neuen Bräuche uns seltsam vertraut erscheinen – sie sind, um es mit C.G.Jung zu sagen – in unserem kollektiven Unterbewussten gespeichert und eben auch, Traumpfaden gleich, in die Landschaft eingeschrieben. Sie ereignen sich jetzt in diesem Moment. Die Natur wandelt sich durch die Zeiten. Begreifen wir uns als holografisches Teilchen des großen Ganzen, dann weben wir ganz bewusst an diesem großen Lebensnetz mit, tanzen wir leichtfüßig durch den Jahreskreis und scheuen auch den Abstieg in die Dunkelheit nicht – wissend, dass einem jeden Vergehen ein neues Werden folgt und es der dunkle Urgrund ist, aus dem alles erwächst.

Der Kreis ist ein Punkt

In die jeweilige Qualität der Jahreszeiten eintauchend, entsteht ein Dialog mit der Landschaft, den Tieren und den Pflanzen, die sie prägen. Wenn wir die zyklische Qualität der Waldzeit, all die Kreisprozesse in der Natur wahrnehmen, verändert sich etwas in uns. Jede Wahrnehmung oder auch das Wahrgenommene hinterlassen einen Eindruck. Doch dieser Prozess ist nicht einseitig, sondern gegenseitig. Das Feiern der Jahresfeste ist eine Form des Ausdrucks, die für jeden anders sein kann. Es kann ein ganz stiller Dialog, ein ganz feiner Ausdruck entstehen, der nach außen hin gar nicht sichtbar ist. Eines ist jedoch gewiss: Lassen wir uns auf die zyklische Zeitqualität ein, geschieht etwas Seltsames: Denn schließlich löst sich auch der Kreis auf, es gibt kein Vorher oder Nachher mehr, nicht einmal mehr einen Kreis. Er löst sich auf in diesem einen Punkt, dem gegenwärtigen Moment. Manche indigene Kulturen, die ganz im zirkulären Zeitempfinden lebten, besaßen gar kein Wort für Vergangenheit oder Zukunft, denn beides hat jetzt keine Realität. Real ist die sinnliche Wahrnehmung der Natur jetzt in diesem Moment. Es gibt nichts als diesen Augenblick. Nur haben wir das scheinbar vergessen und halten verbissen an unserem Konstrukt von Vergangenheit und Zukunft fest. Wenn wir mit wachen Sinnen in den Wald gehen und uns auf dessen Zeitqualität einlassen, verlieren diese Konstrukte an Macht und treten in den Hintergrund. Der Wald verführt uns zur konkreten sinnlichen Erfahrung von Wirklichkeit.

»Manchmal, wenn wir […] aus unserem Alltagsbewusstsein hinausgeworfen werden, erahnen wir, dass es neben dem horizontalen auch ein vertikales Zeitempfinden geben kann, in dem Gleichzeitigkeit und Parallelität wirken und das uns einen Geschmack von Ewigkeit bietet.« (Kreszmeier 2012, 53)

Wenn wir diese Waldverbundenheit tatsächlich spüren wollen, ist es wichtig, dieses Empfinden von Gegenwärtigkeit nicht dem Zufall zu überlassen. Die Erkenntnis, dass es nur diesen Punkt gibt und dass nur dieser Augenblick real ist, setzt eine enorme Kraft frei. Es ist eine Kraft, die in Präsenz mündet.

Wir sind dann präsent, wenn wir uns durch den Wald bewegen, und unsere Präsenz ist gleichzeitig ansteckend für alle beseelten Wesen um uns herum. Präsenz ist keine Energie, die erobern will, sondern eine Form der Leidenschaft, die an dieser Ganzheitlichkeit teilhaben will. Präsenz mündet unmittelbar in Verbundenheit. Erst mit dieser Präsenz kann ein wechselseitiges Heilen geschehen.

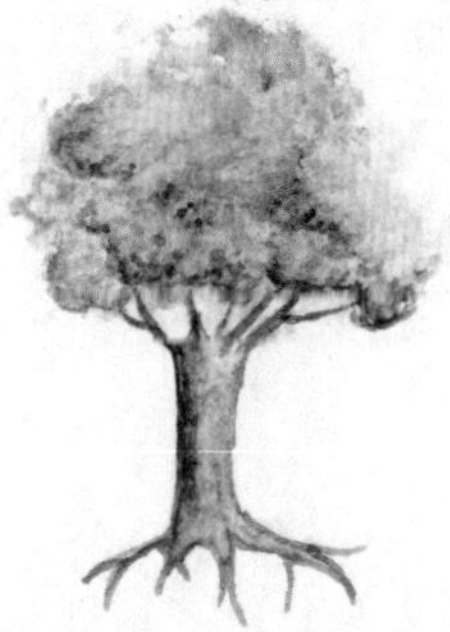

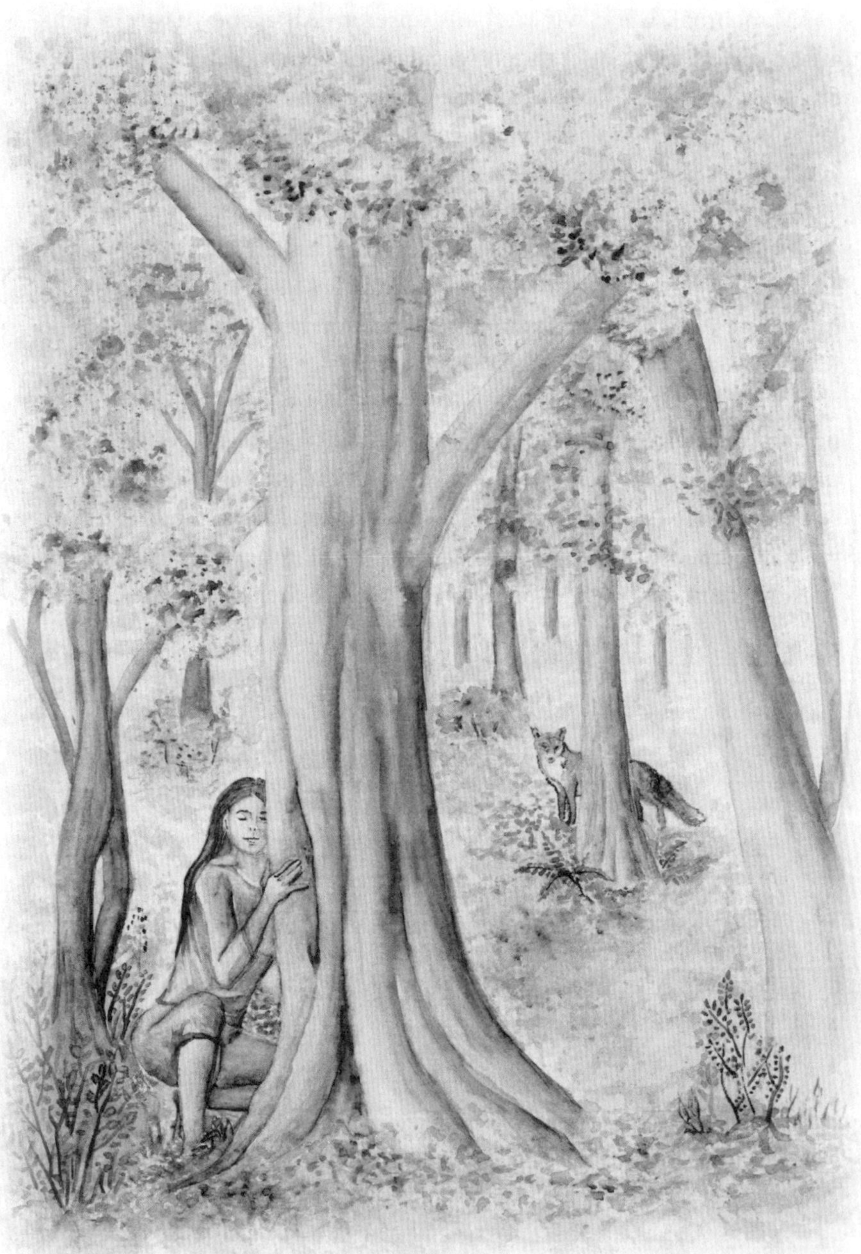

WALD-VERBUNDENHEIT

Heilung im und mit dem Wald

Alles in der Natur strebt nach einer dynamischen Balance, auch Homöostase genannt. Wird das Gleichgewicht gestört, dann reguliert sich die Natur wieder; sie strebt nach Heilung. In die Matrix des Lebendigen ist der Urzustand des Heilseins quasi eingeschrieben – auch in die unsrige.

Wenn wir den Wald als Heiler und das Empfinden von Waldverbundenheit als heilsam beschreiben, kommen wir nicht umhin, den Prozess der »Heilung« sowie unser Verständnis von »Krankheit«, »Gesundheit« und »Therapie« genauer anzuschauen und diese Begriffe zu klären.

Per definitionem dient Therapie der Behandlung von Krankheiten. Wenn wir gesund sind und zum Beispiel Waldbaden oder Yoga praktizieren, dient dies – dem aktuellen gesellschaftlichen Bild entsprechend – eher der Prävention oder der Kultivierung eines gesundheitsbewussten Lebensstils. Wenn wir aber tiefer in unsere Yogapraxis, in die Verbundenheit mit allem Lebendigen, eintauchen, kommen wir irgendwann an einen Punkt, wo wir erkennen können, dass wir mit Yoga gar kein Ziel erreichen können, auch nicht die in diesem Zusammenhang gern zitierte »Erleuchtung«. Worin besteht also das Heilsame der Yogapraxis und anderer, weiter unten beschriebener Übungen, die uns jener Waldverbundenheit gewahrwerden lassen?

Viele Menschen haben ein polares Verständnis von Krankheit und Gesundheit. Sie bilden dann zwei einander entgegengesetzte Seinszustände, von denen es den einen, wenn möglich, zu vermeiden, baldigst zu therapieren oder gar zu bekämpfen gilt und den anderen zu kultivieren und zu erhalten. Gesundheit könnte, vereinfacht ausgedrückt, in diesem Verständnis als die Freiheit von störenden Symptomen definiert werden, Krankheit als ein Leiden an diesen.

Ganzheitliche Heilweisen, etwa die alte indische Medizin »Ayurveda«, beziehen alle Dimensionen des Menschseins, so etwa dic Klarheit der Sinne und das Glücklichsein in die Definition von Gesundheit mit ein. In der modernen Naturheilkunde schauen wir uns neben der körperlich-geistigen Ebene auch psychosoziale oder systemische, geopathologische, energetische und viele weitere Faktoren an.

Das yogische Verständnis ist noch viel weitreichender. Es gibt ein indisches Wort für Gesundheit, »Swasthya«, welches wörtlich übersetzt: »man selbst sein« bedeutet. (vgl. Osho 2012, S.103)

Wenn wir tief in uns eintauchen, wenn wir »wieder erkennen«, wer wir im tiefsten Innersten unseres Wesens sind, wenn wir in unserer »wahren Natur« ruhen und frei sind von all den Identifikationen, dann geschieht Heilung. Um »ganz« zu sein, »gesund« zu sein, bedarf es oft nur eines: Wir müssen aufhören, dem Wirken der Natur *in* uns und *um* uns Widerstände entgegenzusetzen. Woran wir – individuell und als Gesellschaft – kranken, ist die Illusion, getrennt zu sein von der Natur – auch von unserer eigenen, dem innersten Wesen des Lebendigen. Dies ist die Krankheit hinter den sogenannten »Krankheiten« und auch die Krankheit hinter dem vermeintlich Gesunden, welches daran gemessen wird, wie wir in einem von der Natur getrennten System funktionieren.

Wenn wir ehrlich zu uns sind, dann bedürfen wir vor dem Hintergrund dieses Verstehens alle der Heilung. Und wenn es auch nur kurze Momente sind, in denen der Schleier sich hebt und wir erkennen, dass wir nicht getrennt sind und nie getrennt waren, dass wir eins sind mit allem Lebendigen, dann ist das zutiefst heilsam.

Diese Momente der Heilung kennen wir alle. Wir haben sie in den mystischen Naturerfahrungen unserer Kinderzeit erlebt, vielleicht auch in einem schönen Sonnenuntergang erschaut oder im Gesang eines Vogels vernommen. Vielleicht meinen wir, ohne Sonnenuntergang oder Vogelgesang könnten wir dies nicht fühlen, oder wir sind enttäuscht, wenn wir beim nächsten Sonnenuntergang anders empfinden. Mitunter halten wir uns auch an der schönen, tröstlichen Theorie fest, dass wir alle eins sind und die Trennung Illusion ist.

Doch Vorsicht: Wenn wir dies bloß als esoterische Theorie mit dem Verstand denken, kultivieren wir erneut die Trennung. Die Verbundenheit allen Seins (die etwa durch die Praxis von Yoga erlebbar ist) ist keine Theorie, sondern erfahrbare Wirklichkeit. Diese Wirklichkeit gilt es immer wieder aufs Neue zu erleben und zu fühlen.

Bei den in der Waldverbundenheit initiierten Heilungsprozessen geht es nicht darum, den Kranken von seinen Symptomen zu befreien (wobei das durchaus geschehen kann), ja, das Gewahrwerden der Waldverbundenheit dient nicht einmal dem »Glücklichsein« – vielmehr erinnert es uns an unsere tiefste Sehnsucht, an unser innerstes Selbst. Dieses existiert jenseits aller Symptome und sogenannter Krankheiten, jenseits aller Masken und Identifikationen und ist von ihnen völlig unberührt.

Dieses Erinnern kann immer dann geschehen, wenn wir zutiefst gegenwärtig sind. Dass wir eben das nicht sind, ist die Ursache der oben beschriebenen Trennung. Meist beschäftigen wir uns gedanklich mit der Vergangenheit oder mit der Zukunft, die letztlich auch nur eine gedankliche Reproduktion der Vergangenheit darstellt. Oft haben wir uns so mit unseren Sorgen und Widerständen identifiziert, dass wir die Wirklichkeit gar nicht unmittelbar wahrnehmen können. Wir betrachten sie durch den Schleier unserer Meinungen und verwechseln dann die Bilder, die wir uns von der Wirklichkeit machen, mit der Wirklichkeit.

Der Prozess der Heilung setzt dann ein, wenn wir wahrzunehmen beginnen, dass wir dem gegenwärtigen Moment einen Widerstand entgegensetzen – oft ist das die Vorstellung von etwas anderem, etwas Besseren, das es zu erreichen gilt. Wenn wir unter einer im herkömmlichen Sinne definierten Krankheit leiden, wünschen wir, diese loszuwerden.

Nehmen wir etwa Kopfschmerzen: Kopfschmerzen fühlen sich unangenehm an, und es ist vollkommen natürlich, diese loswerden zu wollen. Wenn ich nun aber vehement gegen diese Kopfschmerzen bin, bin ich eines ganz gewiss nicht: anwesend in diesem Moment. Wir haben oft erlebt, dass die Spannung sich genau in dem Augenblick löst, in dem wir aufhören, im Widerstand gegen die Gegenwart zu sein. Nicht die Kopfschmerzen, nicht die schlechte Laune oder andere Symptome sind im yogischen Verständnis das Problem, sondern unser Hadern damit, unser Wunsch, dass es anders sein sollte als es ist.

Nun ist es natürlich wenig hilfreich, dies bloß theoretisch so zu verstehen: Ich muss nur den Widerstand loslassen, dann wird es mir besser gehen. Damit halte ich immer noch an der Vorstellung fest, dass etwas anders sein sollte und setze dem Widerstand einen weiteren Widerstand entgegen.

Die unten beschriebenen Übungen dienen keinem gedanklichen Konstrukt, sondern lassen uns tief in den gegenwärtigen Moment eintauchen, in die Präsenz des Waldes und aller seiner Wesen, in die Erfahrung von Wirklichkeit mit allem, was dazugehört – auch in die Erfahrung unserer Widerstände. Ein Stück weit spielen sie sogar damit. Denn wenn wir in die Natur hinausgehen, ist es oft damit verbunden, unsere Komfortzone zu verlassen. Und wenn wir unsere Komfortzone verlassen, dann ist dies in der Regel mit mehr oder weniger großen Widerständen verbunden. Die Frage ist nun: Wie gehst du damit um? Kannst du anwesend sein mit all diesen Widerständen? Ist da eine Lust, mit ihnen zu gehen – hinauszugehen und Abenteuer zu erleben?

Heilung geschieht dann, wenn du anwesend bist. Alles fühlt sich so intensiv, so lebendig an, vollkommen neu in jedem Augenblick und zugleich tief vertraut. Heilung wird so zu einer Erfahrung des Heiligen, zu einer zutiefst spirituellen Erfahrung. Heilung und heilig haben denselben Wortstamm. Doch mache keine große Sache daraus! – Das Heilige ist meist sehr einfach, sehr sanft, unmittelbar sinnlich erfahrbar. Und Heilung ist nicht etwas, was du »machen« kannst; sie ist ein ganz natürliches, universelles Geschehen: »Meiner Meinung nach stellt Heilung die natürliche Tendenz dar, ein verlorenes Gleichgewicht wiederherzustellen. Wenn etwas aus der Balance gerät, besteht eine natürliche Tendenz, diese Balance wieder aufzubauen.« (Weil 1993, 237)

In diesem Zusammenhang ist Heilung nicht nur etwas, was du als Individuum erfährst; sondern wenn du im Erleben dieser tiefen Verbundenheit und Bewusstheit im Wald anwesend bist, ist dies ebenso heilsam für den Wald und alle seine Bewohner: zunächst ganz konkret stofflich, denn wie könntest du in dieser tiefen Anbindung deinen Müll in den Wald werfen oder achtlos Äste abbrechen? Es geht nicht! Und feinstofflich oder energetisch ist es heilsam, weil dieses Gewahrsein nicht nur dich in ein Gleichgewicht bringt, sondern auch all jene, mit denen du verbunden bist. Aus diesem Grunde sprechen manche indigene Heiler vor der Ausführung eines Rituals die Worte: »Für alle unsere Verwandten.« Und damit meinen sie alles, was lebt.

Natürlich können wir diesem natürlichen Prozess der Heilung unbewusst Widerstände entgegensetzen. Dann dient die Praxis von Waldyoga und Naturritualen zunächst der Bewusstwerdung dieser Widerstände und dann deren Auflösung.

Waldverbundenheit fühlen und finden

Einmal, am Rande des Hains,
stehn wir einsam beisammen
und sind festlich wie Flammen
fühlen: Alles ist Eins.
Halten uns fest umfasst;
werden im lauschenden Lande
durch die weichen Gewande
wachsen wie Ast an Ast.
Wiegt ein erwachender Hauch
die Dolden des Oleanders:
sieh, wir sind nicht mehr anders,
und wir wiegen uns auch.

Meine Seele spürt,
dass wir am Tore tasten.
Und sie fragt dich im Rasten:
Hast Du mich hergeführt?
Und du lächelst darauf
so herrlich und heiter
und: bald wandern wir weiter:
Tore gehen auf.
Und wir sind nicht mehr zag,
unser Weg wird kein Weh sein,
wird eine lange Allee sein
aus dem vergangenen Tag.

Rainer Maria Rilke

Der Körper als Tor

Wenn du einen Yogaweg gehst, hast du vielleicht schon einmal so etwas gehört wie: »Du bist nicht dein Körper.« Vielleicht hast du dies in jenen Momenten, in denen alle Identifikation fiel und du in dein innerstes Sein in all seiner Größe eintauchtest, sogar erfahren. Vielleicht hast du in diesen Momenten zugleich erfahren, dass du zutiefst anwesend warst in deinem Körper. Das ist kein Widerspruch, im Gegenteil: In diesem tiefen Empfinden von Wirklichkeit bist du in deinem Körper und erkennst zugleich, dass du nicht dein Körper bist, sondern jenes Formlose, das unermessliche »Große Geheimnis«, welches sich in allen Körpern manifestiert.

Diese tiefe mystische Erfahrung, nicht der Körper zu sein, wurde oft missverstanden und hat in vielen spirituellen Traditionen und Religionen zu einer gewissen Körperfeindlichkeit geführt – der Körper wurde bestenfalls zu einem Objekt, das es zu transzendieren galt – schlimmstenfalls wurde und wird er gegeißelt und verstümmelt. Leider findet sich diese Verneinung des Körpers auch in manchen Yogaströmungen. Die Praktizierenden streben dann nach »Erleuchtung«, mystischen Einheitserfahrungen oder der Begegnung mit den feinstofflichen

Welten jenseits der materiellen Welt, jenseits unseres Körpers. Wie könnten wir dann ernsthaft zu dieser Einheit finden, diese Freiheit erfahren, von der die Yoga-Philosophie spricht, wenn wir unseren Körper nicht wirklich wahrnehmen können oder gar verneinen und stattdessen Erleuchtungserlebnisse phantasieren?

Für viele Menschen steht als nächster Entwicklungsschritt an, in ihrem Körper erst einmal wirklich anzukommen (d.h. vollständig zu inkarnieren). Mitunter fehlt es an Bodenhaftung, doch wo sonst sollten wir jetzt gerade sein, als hier und jetzt mit beiden Füßen auf der Erde? Das bedeutet keineswegs, dass wir »jenseitige Welten« ausschließen, doch es erfordert eine tiefe Präsenz jetzt und hier in unserem Körper, um unterscheiden zu lernen zwischen dem, was wir phantasieren, und unserem wirklichen Erleben.

Auf der anderen Seite (und doch ebenfalls ein Ausdruck jener Entfremdung) wird in den modernen Yogastudios der Körper oft überhöht, ein regelrechter Körperkult praktiziert und der Körper zur Schau gestellt – in Mode sind dynamische Yogastile, die den Körper »formen«, dazu bedarf es natürlich neben eines Körpers, der gängigen Schönheitsidealen entspricht, auch der passenden Leggins und Tattoos… Auch dieser Körperkult hat natürlich seinen Ursprung in einer gewissen Verneinung des Körpers; dem Glauben, der Körper sollte anders sein als er ist.

Patanjali, der »Vater des Yoga«, beschreibt acht Hindernisse, die Einheit zu erfahren, zuallererst (körperliche) Krankheit, und vier Anzeichen dieser Hindernisse, zwei davon körperlicher Natur. Die Alten wussten, dass es den meisten von uns unmöglich ist, frei von Widerstand in den gegenwärtigen Moment einzutauchen, wenn der Körper schmerzt und voller Giftstoffe ist. Darum legten spätere Yogis, die nach Patanjali kamen, zunächst ein besonderes Gewicht auf eine Praxis, die den Körper »heilt« und von Giften befreit (vgl. Gherandha Samhita). Dies hat auch bei uns im Westen zu einer Überbetonung des Körpers geführt, bei der mitunter »vergessen« wird, dass Yoga keine Akrobatik und auch keine Wellness-Gymnastik oder Physiotherapie ist, sondern ein ganzheitlicher spiritueller Lebensweg, der nicht mit dem Verlassen der Matte endet. Oft ist eine solche Praxis sogar ein Ausdruck davon, dass wir im Körper gar nicht anwesend sind.

Wie soll das gehen: nicht im Körper anwesend zu sein? – Wo soll ich denn sonst sein?, wirst du vielleicht fragen. Natürlich bist du in einer Weise in deinem Körper und nicht außerhalb davon, doch zumeist bist du eben mit deinen Identifikationen, den Bildern in deinem Panoramafenster, dem Vorher und dem Nachher beschäftigt – du bist mit deiner Aufmerksamkeit woanders. Jetzt gerade: Fühlst du deine beiden Sitzbeinhöcker? Die Position deines Körpers im Raum? Berührungspunkte zwischen deinem Körper und deiner Umgebung? Die Oberfläche deiner Haut? Das Ein- und Ausströmen deines Atems? Dieses feine Fließen in deinem Körper und um deinen Körper herum? Kannst du anwesend sein? Bist du dir deines Körpers bewusst?

Im Waldyoga nutzen wir unseren Körper als Tor in diesen Augenblick. Über das bewusste Empfinden des Körpers treten wir in die sinnliche Naturerfahrung ein. Wenn du in deinem Körper anwesend bist, wirst du dir zugleich gewahr, dass dieser nicht losgelöst existiert, sondern sich in einem beständigen Austausch mit seiner Umgebung befindet.

Vielleicht warst du gerade noch in Gedanken oder hast ein wenig angestrengt diese Zeilen gelesen – doch hast du die Veränderung bemerkt, als du die Aufmerksamkeit in deinen Körper gelenkt hast? In der Gegenwart anwesend zu sein, ist sehr einfach, und dein Körper dient dir als Tor. Wann immer du merkst, dass du dich in deinen Launen und Meinungen verlierst, dass dich der Sog der Gedanken woanders hinzieht oder du dich sorgst und ängstigst, erinnere dich an deinen Körper: an die Berührung der Unterlage, die eine Körperseite, die andere Körperseite, beide Körperseiten zusammen… Ja, du kannst auch beobachten, wie sich deine Gedanken und Phantasien ganz konkret auf deine Körperempfindungen auswirken und körperliche Reaktionen hervorrufen. Dein Geist ist nämlich im Grunde auch Teil deines Körpers, so etwas wie dessen Ordnungsprinzip oder der »Hausmeister«.

Wie fühlt es sich an, wenn du ängstliche Gedanken denkst, wo in deinem Körper fühlst du dies? Wie fühlt es sich an, wenn du dich erinnerst, wann du das letzte Mal so richtig verliebt warst? Der Gedanke an einen schönen Sommertag? Eine schmerzhafte Erfahrung? Eine Situation, in der du dich blamiert hast? Das Gefühl, etwas Besonderes geschafft zu haben? Eine schöne sexuelle Begegnung? – Vielleicht merkst du nun, wie schnell du dich in all diesen Bilderwelten und Geschichten verlieren kannst. Sie können dich regelrecht süchtig machen. Manche Lehrer propagieren sogar diese Gedankensucht: Du brauchst nur »gute« Gedanken denken, und alles wird gut. Mit nichts könntest du dich mehr von deinem Körper, mehr von der Wirklichkeit entfernen! Denn der Preis für dieses vorübergehend gute Gefühl ist deine Anwesenheit – ein ziemlich hoher Preis. Du kannst die Gedanken aber eben auch einfach beobachten und in deinem Körper anwesend bleiben; du kannst sie sogar nutzen, um noch tiefer anzukommen – dann, wenn du anwesend bleibst. Anders herum lösen bestimmte Körpererfahrungen auch bestimmte Empfindungen und Gedanken aus. Bemerke auch dies, doch lass dich nicht davontragen, bleib in deinem Körper anwesend: einatmend, ausatmend; der Brustkorb hebt sich, der Brustkorb senkt sich; feiner Luftstrom in deinen Nasenlöchern, in dem einen mehr als in dem anderen…

Der Ruf eines Bussards, der am Himmel seine Kreise zieht, eine sanfte Brise weht den harzigen Duft der Kiefer zu mir her. Die nackten Füße auf dem weichen Gras. Der Nacken etwas angespannt, die Finger auf der Tastatur. Die Abendsonne berührt meine Haut, ein Schweißtropfen rollt über meinen Körper… den Körper, den ganzen Körper… Das Fließen in meinem Körper… Endet dieser Körper mit der Hautoberfläche, mit dem Bussard, den ich höre, oder mit der Kiefer, die ich rieche?

Sinnliche Naturerfahrung

Wenn wir lustvoll in unserem Körper anwesend sind, den Körper voll und ganz bewohnen und lebendig sind, können wir beginnen, die Illusion von Trennung zu heilen. In der tiefen Erfahrung des Körpers erfahren wir zugleich, dass wir diesen nicht losgelöst von seiner Umgebung erfahren können, die sich, wie der Körper, über die sinnliche

Wahrnehmung erschließt. In dem Maße, in dem wir wieder in unserem Körper zu Hause sind, leben wir in der lebendigen Welt, die den Körper umgibt, erfahren wir die Anbindung mit allem und jedem.

Die »Grenzen eines lebendigen Körpers sind [...] offen und unbestimmt. Sie gleichen eher Membranen als Barrieren und definieren eine Oberfläche aus Metamorphosen und Austausch. Der atmende, wahrnehmende Körper bezieht seine Subsistenz, ja selbst seine Substanz aus den ihn umgebenden Böden, Pflanzen und Elementen; und nährt selbst wiederum beständig die Luft, die kompostierende Erde, die Insekten, Eichen und Eichhörnchen, indem er unablässig sich selbst verströmt und zugleich die Welt in sich einatmet, so dass sich kaum ausmachen lässt, wo dieser lebendige Körper zu einem bestimmten Zeitpunkt beginnt und wo er endet.« (Abram 2012, 66)

Über den Körper treten wir in Beziehung mit der uns umgebenden Welt, die wir mit all unseren Sinnen in uns einlassen. Wenn du dir deines Körpers bewusst bist, wirst du auch deine Umgebung anders wahrnehmen. Du kannst, wie wir eingangs gesehen haben, in den Wald gehen und gar nicht wirklich dagewesen sein. Oder du kannst in den Wald gehen – also wirklich in den Wald gehen. Die Wirklichkeit deines Körpers erschließt dir die Wirklichkeit des Waldes; und zwar sehr unmittelbar. In der Wahrnehmung deines Körpers fühlst du plötzlich diesen sanften Lufthauch, nimmst wahr, wie dieser auch die Blätter des Baumes über dir bewegt; das kannst du sehen und hören. Den Duft, der dabei zu dir getragen wird, kannst du riechen und sogar schmecken. Das Licht, die Farben, all diese Gerüche, die Berührung der Brennnessel, der Bach, der deine Füße umspült ... Der Wald ist so reich an unmittelbaren sinnlichen Erfahrungen, deren Gleichzeitigkeit dich noch tiefer ins Sein trägt, die »Urschicht des Empfindens« freilegt, »die der Teilung der Sinne vorausgeht« (ebd., 79, in Anlehnung an Merleau-Ponty). Erst das Zusammenspiel aller Sinne, die »Synästhesie« (ebd., 78) lässt uns an der Symphonie des Lebens wirklich teilhaben. In einer technisierten Welt, in der wir in eckigen Räumen klimatisierte Raumluft einatmen, auf ebenso eckige Bildschirme starren und uns dabei vielleicht in virtuellen Welten davonträumen, ist die Aktivität unserer Sinne sehr einseitig kanalisiert. Synästhetische sinnliche Erfahrungen und das tiefe Eintauchen in die Wirklichkeit über eben jene Erfahrungen sind in solch einem Umfeld nicht unmöglich, doch deutlich schwerer erlebbar als in der Wald-Wirklichkeit.

Natürlich kann uns die Erfahrung, die unsere Sinne uns vermitteln, auch sehr herausfordern – im Wald vielleicht ein bisschen mehr als in unserem eckigen Raum mit dem Kuschelsofa. Das Leben begegnet uns hier völlig ungeschminkt. Vielleicht hattest du eine romantische Vorstellung vom Waldyoga, die dich dazu veranlasst hat, ein Yoga-Wochenende in der Natur zu buchen. Vielleicht hast du dich im Geiste schon auf einer sonnenbeschienenen Waldlichtung Körperübungen ausführen sehen, untermalt vom Plätschern des Baches und dem Grillenzirpen und dem Sommerkräuterduft unter dem strahlend blauen Himmelszelt. Nun kommst du in den Wald – und es regnet. Der matschige Weg in den Wald führt durch hohe Brennnesseln und Brombeerranken. Irgendwo im Busch verwest wohl ein Tier und stinkt vor sich hin. Endlich irgendwo angekommen, klebt die Kleidung nass auf der Haut. Das Feuer will nicht so recht angehen, raucht aber um so mehr. Immer wieder einmal krabbeln Zecken auf dem Körper herum, die es hier reichlich gibt; mit dem Nachlassen des Regens kommen noch die Bremsen hinzu …

Mal ehrlich, bist du in einer solchen Situation noch anwesend in deinem Körper? Oder bist du mit deinem Widerstand gegen die Wirklichkeit vollkommen identifiziert oder in deinen Trotz abgetaucht, das zweite Hindernis nach Patanjali? Wenn wir von sinnlicher Naturerfahrung sprechen, meinen wir nicht unsere romantische Vorstellung davon. Die Wirklichkeit ist oft anders. Jetzt in diesem Moment entspricht deine Wirklichkeit wahrscheinlich genauso wenig der sonnenbeschienenen Lichtung wie dem Zeckenangriff bei Regen. Meine Wirklichkeit ist gerade vom Rasenkantenschneider des Nachbarn geprägt und der Unruhe, die dadurch in meinem Körper entsteht, dass ich im Widerstand mit der Wirklichkeit bin. Dadurch tritt der zuvor wahrgenommene Geruch der Kiefer in den Hintergrund.

In der Regel haben wir gelernt, unsere sinnlichen Erfahrungen in gute Erfahrungen und schlechte Erfahrungen zu scheiden. Auf einer gewissen Seinsebene ist das auch sinnvoll. Doch die Erfahrung der Waldverbundenheit lehrt uns, auch außerhalb unserer Komfortzone gelassen zu bleiben, anwesend zu sein, mitunter auch gewohnte Kriterien der Bewertung beiseitezulassen – sie erübrigen sich eh, wenn du anwesend bist und tief in die synästhetische Erfahrung deiner Sinne eintauchst – wie auch immer sich diese jetzt im Wald zeigt.

Ja, du kannst deine Sinne sogar nutzen, um Unabhängigkeit von deinen Sinnen zu erlangen – bis dahin, dass die Formen sich auflösen. Patanjali nennt dies »Pratyahara«, was oft mit »Rückzug der Sinne« übersetzt wird. Häufig führt diese Interpretation dann dazu, Yoga in einem Raum zu üben, der möglichst wenig »Ablenkung« der Sinne bewirkt, mitunter auch mit Augenbinde und Watte in den Ohren. Im Waldyoga machen wir das genaue Gegenteil: Wir tauchen in die sinnliche Erfahrung von allem und jedem ein. Wach, neugierig und voller Lebendigkeit nehmen wir alles um uns herum wahr und erleben, wie sich das Formhafte, was uns voneinander trennt, in der Meditation allmählich auflöst. In der Praxis der Waldverbundenheit hast du die Möglichkeit, jenseits aller Bewertungskriterien, voll bewusst in die Erfahrung deiner Sinneseindrücke einzutauchen. Vielleicht überschreitest du dann jene magische Grenze und trittst in die Wirklichkeit des Waldes ein. Die Wirklichkeit ist so viel lebendiger als jede deiner Phantasien es je sein könnte. In der sinnlichen Naturerfahrung bist du vollkommen präsent in deinem Körper. Alles ist nun so frisch, so neu. Mit allen Sinnen tauchst du in die Waldwirklichkeit ein.

»Im Kontakt mit den der Erde eingeborenen Formen erwachen unsere Sinne allmählich zu neuem Leben und fügen sich wieder und wieder zu unendlich wandelbaren Mustern zusammen.« (ebd., 82)

Die Stimmen des Waldes, die Borke einer alten Eiche, der Geruch von Moos nach einem ergiebigen Regenschauer – dies alles unmittelbar mit deinen Sinnen wahrnehmbar, zeugt von einer reichen Mannigfaltigkeit. In dieser Fülle und Schönheit der Schöpfung gleicht kein Flügelschlag dem anderen.

Dialog mit der Landschaft

Schläft ein Lied in allen Dingen,
die da träumen fort und fort
Und die Welt hebt an zu singen
kennst du nur das Zauberwort.

JOSEPH FREIHERR VON EICHENDORFF

Wenn wir die verkörperte sinnliche Erfahrungsdimension zurückgewinnen, gewinnen wir zugleich die lebendige Landschaft zurück, in die wir körperlich eingebettet sind.

ABRAM 2012, 83

Sinnliche Körper-Naturerfahrung geschieht nicht losgelöst von unserer Umgebung. Wahrnehmend und empfindend treten wir in einen Dialog mit der Natur um uns herum, der immer auch ein Dialog mit uns selbst ist und einen Prozess der Bewusstwerdung einleiten kann. Unsere Wahrnehmung ist ein Schlüssel, die Illusion der Trennung aufzulösen, sie ermöglicht uns, am Leben teilzuhaben und sein Lied wieder zu vernehmen.

»Machen wir uns wieder mit unserem atmenden Körper vertraut, beginnt auch die wahrgenommene Welt, sich zu verändern und zu wandeln. […] Die zahllosen menschlichen Artefakte, mit denen wir uns ständig umgeben – die Asphaltstraßen, Maschendrahtzäune, Telefonleitungen, Gebäude, Glühbirnen, Kugelschreiber, Automobile, Straßenschilder, Plastikcontainer, Zeitungen, Radiogeräte und Fernsehschirme – werden […] ihre Besonderheit verlieren, während sich organische Wesen – Krähen, Eichhörnchen, die Bäume und Wildkräuter um unser Haus herum, die summenden Insekten, die Bachbetten, Wolken und Regenschauer – von ganz neuer Belebtheit zeigen, und den atmenden Körper in einen je einzigartigen Tanz hineinziehen. (ebd. 82)

Nun scheint die gesamte Natur zu uns zu »sprechen«; sie berührt uns zutiefst.

Natürlich handelt es sich hier nicht um eine phantasierte Sprache, die wir allzu gerne in die Natur hineinprojizieren (etwa indem wir Tieren Kinderworte in den Mund legen). Im Grunde ist es sogar irreführend, wenn wir hier überhaupt von »Sprache« sprechen, da wir dann gleich von einer menschlichen Wort- und Schriftsprache ausgehen. Und mit dieser trennen wir uns eher von der Unmittelbarkeit der Erfahrung ab, als dass sie wirklich verbindet. Sie kann nur auf etwas hinweisen, hindeuten, niemals aber die Erfahrung von Wirklichkeit ersetzen.

Genaugenommen haben wir uns durch das Aufkommen von Sprache und vor allem Schrift erst von der unmittelbaren Interaktion mit dem nichtmenschlichen Leben um uns herum abgespalten. In dem Maße, in dem wir uns sprachlich unser anthropozentrisches Weltbild, in dem sich alles nur um den Menschen dreht, geschaffen haben, haben wir uns der mannigfaltigen Schöpfung gegenüber taub gemacht. Wenn wir nun trotz unserer »Sprachbehinderung« wahrnehmend und vollkommen anwesend in die Natur gehen, kommen wir nicht umhin, eine Antwort der Landschaft zu vernehmen, für die uns kein passenderes Wort als »Sprache« einfällt.

Was wir uns heute in der Praxis von Waldyoga oder Naturritualen wieder erschließen, war uns in der Kindheit vielfach selbstverständlich; oft brauchen wir uns nur wieder zu erinnern.

Als Kind nahm ich einmal an einem Malwettbewerb teil, der den Titel hatte »Meine Lieblingsmusik«. Die anderen Kinder meiner Klasse malten große Musikboxen, tanzende Menschen, Rockbands und dergleichen. Ich malte eine Waldlichtung mit Bäumen, Vögeln, Bienen und einem Reh. (Sie sah ähnlich aus wie jene Lichtung, deren Hüterin ich heute sein darf.) Gewonnen habe ich nicht, und mein Bild schien in den Augen meiner Lehrerin das Thema verfehlt zu haben. Ich verstand nicht, dass sie diese Musik nicht hören konnte.

Dieser Wahrnehmungsprozess ist natürlich nicht einseitig. Wenn wir die Musik des Waldes vernehmen, entsteht – bewusst oder unbewusst – in uns eine Antwort. Und mit dieser Antwort auch eine Verantwortung (vgl. response-ability = die Fähigkeit zu antworten), nicht aus einer Moral heraus, sondern aus der natürlichen Verbundenheit in diesem gegenwärtigen Moment. Vielleicht hast du auch schon einmal erlebt, dass ein äsendes Reh den Kopf hob, und – obwohl es dich nicht sehen konnte – in deine Richtung schaute, just in dem Moment, als du dieses warme Strömen in deinem Herzen gefühlt hast, welches durch den Anblick des Rehs ausgelöst wurde.

Einmal stand ich im Wald und vier Rehe, die ich beobachtet hatte, flüchteten vor einer Frau mit Hund – genau in meine Richtung. Sie sahen und rochen mich nicht. Im Abstand von etwa eineinhalb Metern von mir blieben sie stehen und schauten auf den Weg hinunter, auf dem die Frau mit dem Hund ging. Ich fühlte mich wie eines von ihnen, empfand die Gefühle der Rehe, die Flanken angespannt, jeden Moment bereit, durch die Bäume davonzuspringen, bangte mit ihnen, wartete mit ihnen… Ich war eins mit den Rehen – bis plötzlich die Gedanken zurückkehrten: Just in dem Moment, als ich aus der Einheit herausfiel und mich wunderte, dass die Rehe mich nicht wahrnahmen, und ich mich mehr wie ein Reh als ein Mensch fühlte, erschraken die Rehe vor mir und sprangen davon. Äußerlich hatte ich mich keinen Zentimeter bewegt.

Der Wald und seine Wesen reagieren sehr unmittelbar auf unsere Regungen, und auch wir reagieren unmittelbar (wenn auch zumeist unbewusst) auf die ihrigen – einerlei ob diese sich in unserem Inneren oder im Außen vollziehen. Auf der Ebene der Wirklichkeit gibt es da keinen Unterschied. Und es gibt auch keine Trennung zwischen mir und dem anderen. Was für uns sehr schwer zu empfinden ist und oft zu einer esoterischen Theorie verkommt, deren Wirklichkeit wir gar nicht fühlen (die wir jedoch benutzen, um uns zu trösten und zu betäuben), ist für die Wesen des Waldes real.

Diese Verbundenheit ist kein Konstrukt, vielmehr hast du sie schon unzählige Male erfahren. Bestimmt kennst du Situationen, in denen du – einem Impuls folgend – dein Auto abgebremst hast, und just in diesem Moment lief ein Tier vor dir über die Fahrbahn. Wie konntest du das wissen? Wir nennen dies Intuition. Tief in deinem Inneren *wusstest* du, dass dieses Tier deinen Weg kreuzen würde, weil es keine Trennung zwischen dir und diesem Tier gibt.

Ich hocke auf unserer Wiese und sammle Kräuter für unseren Salat. Plötzlich denke ich an eine Blindschleiche und habe das Bild einer Blindschleiche in meinem Kopf. Ein wenig verwundert sammle ich weiter. Kurz darauf schlängelt mir durch das Gras eine Blindschleiche mit eleganten Bewegungen entgegen. (Das erlebe ich nicht gerade alle Tage!) Ihr kupferfarbener Körper glänzt wunderschön im Licht der Abendsonne, ihre Bewegungen erwecken in mir den Wunsch, mich ebenso fließend und elegant im Einklang mit meiner Umgebung bewegen, mich ebenso an die Erde schmiegen zu können. Sie hält einen Moment inne, schaut mich blinzelnd aus ihren wunderschönen schwarzen Knopfaugen an, während sie mit ihrer gespaltenen Zunge züngelt. Schließlich wendet sie sich ab und verschwindet in einer Mauerritze der nahen Trockenmauer. Ich danke für diese Begegnung.

Zusammenfassend können wir sagen, dass wir dann, wenn wir in unserem Körper anwesend sind, auch mit all unseren Sinnen in der Landschaft anwesend sind. Wir lassen uns von der Landschaft, vom Wald berühren, die Waldwirklichkeit hinterlässt einen Eindruck in uns, der unmittelbar zu einer Antwort, einem Ausdruck führt. (Sowohl Eindruck als auch Ausdruck gestalten sich natürlich je nach Umgebung ganz unterschiedlich.)

Zumeist ist uns dieser Prozess in seiner Unmittelbarkeit gar nicht bewusst. In der Waldyoga-Praxis lernen wir, sowohl die Eindrücke in tiefer Präsenz wahrzunehmen als auch uns unseres Ausdrucks bewusst zu sein oder diesen bewusst zu formen. Dabei bedienen wir uns unterschiedlicher Methoden, wie der Gestaltung von Naturritualen, Meditation, Körperhaltungen und -bewegungen. Wie wir gesehen haben, reagieren die Wesen des Waldes, reagiert das Wesen des Waldes wiederum auf unseren Ausdruck. In diesem dialogischen Prozess, dieser tiefen, ehrlichen Kommunikation eröffnet sich – oft überraschend –

ein Blick hinter den Vorhang der Dualität, ein Blick auf die Wirklichkeit des Seins. Wir können fühlen, dass es keine Trennung gibt, »dass das wahrnehmende Wesen und das wahrgenommene Wesen aus ein und demselben Stoff sind, dass Wahrnehmendes und Wahrgenommenes voneinander abhängen und gewissermaßen sogar umkehrbare Aspekte eines gemeinsamen, belebten Elementes [...] sind, das zugleich empfindbar und empfindend ist.« (ebd., 85)

Eins mit der Waldwirklichkeit

> Die Stimme des Waldes: »Was du in mir siehst, bist du. Alle Wesen, die mich betreten, begegnen in mir ihrem eigenen Spiegelbild.«
>
> Braun 2017, 274

Wir haben eingangs (im Kapitel »Urheimat«) gesehen, dass der Wunsch, den Wald zu schützen, Ausdruck eines Gefühls der Trennung sein kann. Damit wollen wir nicht sagen, dass der Wald nicht geschützt werden sollte, sondern ein Bewusstsein für dieses Gefühl der Trennung schaffen: *Hier* ist unsere menschlichen Kultur, *dort* die Natur (des Waldes). Wenn sich die Illusion der Trennung auflöst, entwickelt sich eine Kultur, die im Einklang mit der Natur schwingt. Wir erfahren, dass das für uns Menschen heilsam ist. Menschen und auch die Orte, die sie gestalten, sind gesünder, wenn natürliche Strukturen berücksichtigt werden. Werden diese übergangen und ein Ort nach entfremdeten, menschengemachten Vorstellungen und egomanischen Interessen gestaltet, wirkt sich dies negativ auf alle Wesen des Ortes aus (einschließlich des Menschen!).

Wenn wir tief in den Dialog mit dem Wald eintauchen, schwingen wir uns in die Wirklichkeit des Waldes ein, und es entsteht ein Ausdruck, der dieser entspricht.

Die »Muster der Natur sind in uns (in Jahrtausenden entstanden) und außerhalb von uns – in der Natur um uns her. In einer guten Kultur gibt es kaum Abweichungen zwischen diesen beiden Mustern.« (LaChapelle, 57)

Doch diesen Prozess ausschließlich als heilsamen Prozess für uns Menschen nutzen zu wollen, entspringt noch immer einem anthropozentrischen Weltbild, in dem sich alles um den Menschen dreht. Immer noch wollen wir den Wald in einer für uns Vorteile bringenden Weise »konsumieren«. Auch der pathetischen Aussage mancher Naturschützer, »die Menschen bräuchten die Natur, doch die Natur brauche uns nicht«, würde manch ein Indigener widersprechen. Sie verfestigt gleichfalls die Trennung – die in dem bekannten Witz auf die Spitze getrieben wird, in dem sich die Erde bei einem anderen Planeten beklagt, krank zu sein, sie habe »homo sapiens«. »Keine Sorge«, beruhigt sie der andere Planet, »das geht vorüber.«

Es ist traurig, wenn wir Menschen gleichsam eine Seuche für Mutter Erde darstellen. Zum Glück können wir in der Wirklichkeit des Waldes erfahren, dass es auch anders sein kann. Im dialogischen Einklang mit dem Wald, entsteht nicht nur eine heilsame Erfahrung für uns Menschen, sondern ebenso für die untrennbar mit uns verwobene Landschaft. Indigene Kulturen wissen das. Mein Schamanenlehrer in Nepal sagte einmal eindringlich zu mir: »Diese Zeremonien machst du zuallererst für Mutter Erde. Die Natur braucht unsere Rituale, wir machen sie nicht für uns.«

Diese Form der Demut und Anbindung geht uns hier im Westen völlig ab, wenn wir von New-Age-Seminar zu New-Age-Seminar, von einem selbsternannten Schamanen zum nächsten bekannten Geistheiler laufen. Bringen wir ihnen wahrhaftig unser Geld, um dem großen Ganzen zu dienen? Oder beruhigen wir einfach unser Gewissen mit einer hübschen esoterischen Theorie á la: Ich tu das für mich, doch wenn es mir gut geht, ist das hilfreich für das große Ganze.

Wenn die Schamanen in Nepal eine Zeremonie für Mutter Erde durchführen, tun sie das aus einer tiefen Anbindung heraus. Sie wissen, dass die Erde uns ebenfalls braucht.

Bereits ein Jahr vor dem großen Erbeben 2015 führten sie sehr viele Rituale durch. Mein Schamanenlehrer erklärte mit sorgenvoller Miene: »Mutter Erde ist sehr ärgerlich. Wir sehen viele schlimme Zeichen…« Die Schamanen konnten mit ihren Ritualen die Erdbeben nicht abwenden, doch in tiefer Fühlung mit dem Sein verstanden sie die Zeichen, vernahmen sie die Sprache der Erde und wussten, was auf sie zukommt. Ähnlich fühlten die Menschen auf den Nikobaren und Andaman-Inseln weit vor der indischen Küste bereits vor dem Tsunami das Heranrollen der Welle. Gemeinsam mit den Tieren verließen sie die Gefahrenzone rechtzeitig, während die zivilisierten Menschen die Sprache ohne Worte nicht vernahmen oder sie mit der Lautheit ihrer Gedanken, mit all ihren Widerständen gegen die Wirklichkeit und der Stumpfheit ihrer Sinne überdeckten. Damit wollen wir niemandem einen Vorwurf machen – schon mal gar nicht jenen, die aufgrund dieser Katastrophen soviel unbeschreibliches Leid erfuhren. Wir wollen vielmehr dafür sensibilisieren und dazu ermutigen, dass es andere Möglichkeiten gibt; wir wollen zu einem heilsamen Dialog mit Mutter Erde, einem heilsamen Dialog mit der Einheit des Waldes anstiften.

Ist es nun anmaßend, zu glauben, mit meinem Ausdruck, meinem Ritual oder meiner Yogahaltung (Asana) auch dem Wald Heilung zu bringen? Im tiefen Empfinden stellt sich diese Frage nicht.

Fragt der Vogel, ob er dem Wald mit seinem Gesang Heilung bringt? Er singt, weil es zutiefst seiner Natur entspricht, weil er sich nicht getrennt hat. (Dennoch haben Forscher herausgefunden, dass Pflanzen mit Vogelgesang besser gedeihen.) Ebenso ist es mit unserem Ausdruck, der dem tiefen Empfinden von Einheit, einer tiefen Präsenz entspringt. Wenn wir nun, die Waldwirklichkeit tief empfindend, Töne entstehen lassen, entsteht ein heilsamer Klang. Wenn wir in eine Bewegung des Körpers gehen, entsteht eine heilsame Geste – für uns und für den Ort. Aktiv gestaltend, wirken wir auf das Muster des Ortes ein, Dieses »Gestalten« muss nicht immer äußerlich sichtbar sein.

Der Geomant und Künstler Marko Pogacnik arbeitet mit seinen Gaiatouch-Übungen auf diese Weise: In tiefer Meditation empfängt er von den elementaren Kräften eines Ortes Bewegungen und Körperhaltungen, die dem energetischen Muster dieses Ortes entsprechen und auf diesen und andere Orte heilend, harmonisierend einwirken – diese sogenannten »Körperkosmogramme« stellen eine Art Sprache dar, die von der nichtmenschlichen Welt (und ebenso von uns, wenn wir ein wenig von unseren Widerständen ablassen) unmittelbar verstanden wird.

Ähnlich ist es zu verstehen, wenn Dolores LaChapelle sagt, dass die Abweichungen zwischen Kultur und Natur sich durch das Feiern der jahreszeitlichen Feste auflösen. Dabei geht es nicht darum, dem Ort oder auch uns selbst etwas »überzustülpen«, zum Beispiel, indem wir irgendwelche Handlungen vollziehen, von denen wir gelesen haben, bei deren Ausführung wir uns aber selber lächerlich vorkommen. Es geht darum, zu fühlen: Wenn wir aus der Resonanz mit dem Wald heraus spontan Naturrituale gestalten, dann gestalten wir damit auch die Kosmologie eines Ortes.

Alles, was an einem Ort geschieht, ist dort gespeichert und kann von Kundigen gelesen oder auch bewusst gestaltet werden. Ebenso sind all unsere Geschichten in unserem Körper gespeichert, und auch diese können wir »lesen« und die Muster bewusst gestalten. Unser Körper erinnert sich. Und die Landschaft erinnert sich. Auf diese Weise sind auch die Traumpfade, die Songlines der Aborigines entstanden. Es heißt, die Urahnen seien singend über das Land gegangen und hätten mit ihren Handlungen die Landschaft geformt. Dabei liegt die »Traumzeit« der Aborigines nicht in einer fernen Vergangenheit, sondern ist immer auch jetzt. Die Lieder, die das Land einst formten, sind untrennbar mit der Landschaft verwoben und können dort vernommen, erinnert und erneuert werden.

Mache dich nicht kleiner, als du bist. Achte dein Sein nicht gering. Alles, was du an einem Ort tust, denkst oder fühlst, geschieht in Resonanz, in einer wechselseitigen Beziehung, die Ausdruck der Einheit ist. Alles, und sei es nur ein Gedanke, macht auch etwas mit deiner Umgebung. Wenn du im Wald in eine Asana gehst, sehr still und sehr fein wirst, dann ist dies eine heilsame Handlung auch für den Wald. Du kannst sogar sehr unmittelbar wahrnehmen, wie die Wesen des Waldes darauf reagieren.

In dieser Präsenz, in dieser Anwesenheit geschieht das Wiedererkennen deines innersten Wesens. Du kannst diese Einheit auch »Gott« nennen oder »das Heilige«. Vielleicht ist das etwas schwierig, weil vor allem der Begriff »Gott« bereits »besetzt« ist und du gewohnt bist, aus »Gott« etwas Dingliches zu machen, etwas außerhalb von dir. Eine andere Möglichkeit ist, Gott eben in dieser Beziehung zwischen dir und dem Wald zu erkennen:

»Der wahre Gott wird immer dann erschaffen, wenn eine reine Beziehung stattfindet… Die Schaffung einer reinen, neuen Beziehung zum ganzen Kosmos bedeutet Aufblühen. Das ist der Zustand des Himmels. Und es ist der Zustand einer Blume, einer Kobra, eines Zaunkönigs im Frühling, eines Menschen, der weiß, dass er königlich und mit der Sonne gekrönt ist und dass seine Füße das Innerste der Erde umgreifen.« (D.H. Lawrence, zit. nach LaChapelle 1999, 57)

Zutiefst eintauchend in diese Beziehung löst sich schließlich auch diese auf.

»Die Ituri-Pygmäen sagen, dass der Wald, der sie umgibt, der Körper Gottes ist. Das heißt nicht, dass der Wald, der Körper Gottes, ein Ding ist und sie ein anderes. Sie sind der Wald um sie her, und die Ganzheit des Waldes, einschließlich der Menschen, ist Gott.« (LaChapelle 1999, 57/58)

Im Waldyoga geht es nicht darum, eine Einheit zu erschaffen, sondern uns zu erinnern, wieder zu erkennen, dass alles in dieser Einheit ist. (Zugegeben fällt uns das leichter, während wir einen Baum umarmen, als wenn wir dem Klang eines Rasenmähers lauschen oder Schüsse im Wald hören.)

Denn »(…) wir Menschen können es nicht verbinden. Es ist schon immer verbunden.« (ebd., 58)

Doch wir können immer wieder aufs Neue lauschen, mit all unseren Sinnen, und aus unseren Herzen antworten. Und das, was wir dann (vor)leben, können wir der Welt gegenüber ver-antworten.

Der Gang in den Wald – Ist der Weg das Ziel?

Wenn du einen Yoga-Weg gehst, dann wirst du wissen, dass es der Weg ist, um den es geht. Mag sein, dass immer wieder auch der Wunsch entsteht, irgendwo anzukommen, und dass der Weg dir immer wieder beschwerlich erscheint. Vielleicht hast du schon so lange jeden Morgen deine Asanas praktiziert, deine grünen Smoothies genossen und noch so allerlei disziplinierte Praxis betrieben, um ein gesünderer, besserer Mensch zu sein, und hast immer noch nicht das Gefühl, angekommen zu sein. Vielleicht warst du immer wieder kurz davor, aufzugeben… und bist dann doch weitergegangen.

Wie leicht ist es, uns von dem Wunsch, irgendwo anzukommen, verführen zu lassen! Dann ist nicht mehr der Weg das Ziel, sondern uns allzu oft das Ziel im Weg. Yoga bedeutet, auf dieser großen Pilgerreise zu sein, auf dem Weg (Padha) – ganz unabhängig davon, ob er überhaupt irgendwo hin führt.

Jetzt und hier führt dieser Weg in den Wald. Und dieser Weg ist bei der Kultivierung der Waldverbundenheit von großer Bedeutung. Ganz bewusst treffen wir uns mit den Menschen, die wir zum Beispiel in Waldyoga-Seminaren oder Natur-Retreats begleiten, nicht am »Zielort«, sondern machen uns gemeinsam auf den Weg (etwa von einem Wanderparkplatz oder auch von unserem Haus aus). Bevor wir losgehen, laden wir zu einem kleinen Innehalten ein, zur Wahrnehmung des Körpers, des Atems, der bewussten, sinnlichen Erfahrung. Manchmal gehen wir gemeinsam als Gruppe, manchmal einzeln, immer aber allein. Manchmal gibt es alltägliche Gespräche auf dem Weg, oft verstummen diese spätestens an der »Schwelle«, und nicht selten sind die Teilnehmer berührt von der feinen Intensität, die sich bereits beim Gehen einstellt. Sie beschreiben dann bereits das Gehen als eine besondere, völlig neue Erfahrung.

Schließlich erreichen wir die »Schwelle«. Diese kann der Waldrand sein oder auch das Tor zu unserem »Ritualplatz«. Erneut laden wir zum Innehalten ein. Jetzt und hier bist du dazu eingeladen, diese Schwelle ganz bewusst zu überschreiten, den Raum deiner gewohnten

Wahrnehmungsmuster, die Gemeinschaft, also die »Gruppe« hinter dir zu lassen und bewusst in das Unbekannte, Nicht-Bewusste einzutreten, dich für das Abenteuer bereitzumachen. – Bist du bereit? Dann komm, mein Freund, wir heißen dich willkommen.

Bewusstes Ankommen und den Raum bereiten

Das Ankommen an unserem Platz ist zugleich ein Ankommen in diesem Augenblick. Manchmal räuchern wir an der Schwelle mit Heilkräutern, die uns reinigen (zum Beispiel mit Salbei) und uns öffnen für die Wahrnehmung der Wirklichkeit, die mehr ist als das, was wir mit unseren Augen sehen können (zum Beispiel mit Beifuß). Der Rauch von Beifuß wird auf der ganzen Welt verwendet, um den Gang über die Schwelle zu begleiten und die Tore zu öffnen.

Gemeinsam gestalten wir nun die von uns vorbereitete Mitte. Vielleicht hast du ein paar Blumen oder Früchte mitgebracht, vielleicht auch »Kraftgegenstände«, die dich auf deiner Reise an den Weg erinnern. Manchmal geht ein jeder für sich noch einmal los, um im Wald zu finden, was heute in unserer Mitte sein möchte. Die Mitte ist auch eine Erinnerung an deine eigene Mitte, an den Weltenbaum im Inneren unserer Wirbelsäule, der zugleich auch das Zentrum des Waldes, das Zentrum des Universums ist.

Auf unserem Ritualplatz bildet die Feuerstelle die Mitte, neben der sich ein kleiner Altar befindet. Eingerahmt wird sie von einem Steinkreis, dem achtspeichigen Rad unserer Ahnen. Dieses »Ankommen« und »Den-Platz-Bereiten« mutet vielleicht sehr feierlich an, es kann jedoch sehr spielerisch und leicht gestaltet sein. Es ist ein Spiel, das wir miteinander spielen. Es gibt hier kein Richtig und Falsch, doch nichts ist ernsthafter als ein wahrhaftiges Spiel. Die Frage ist nun nicht, was du tust, sondern *wie* du es tust. Vertraust du dir? Traust du dich in dieses Abenteuer? Traust du dem, was ist? Dann gehst du weiter auf deinem Pfad.

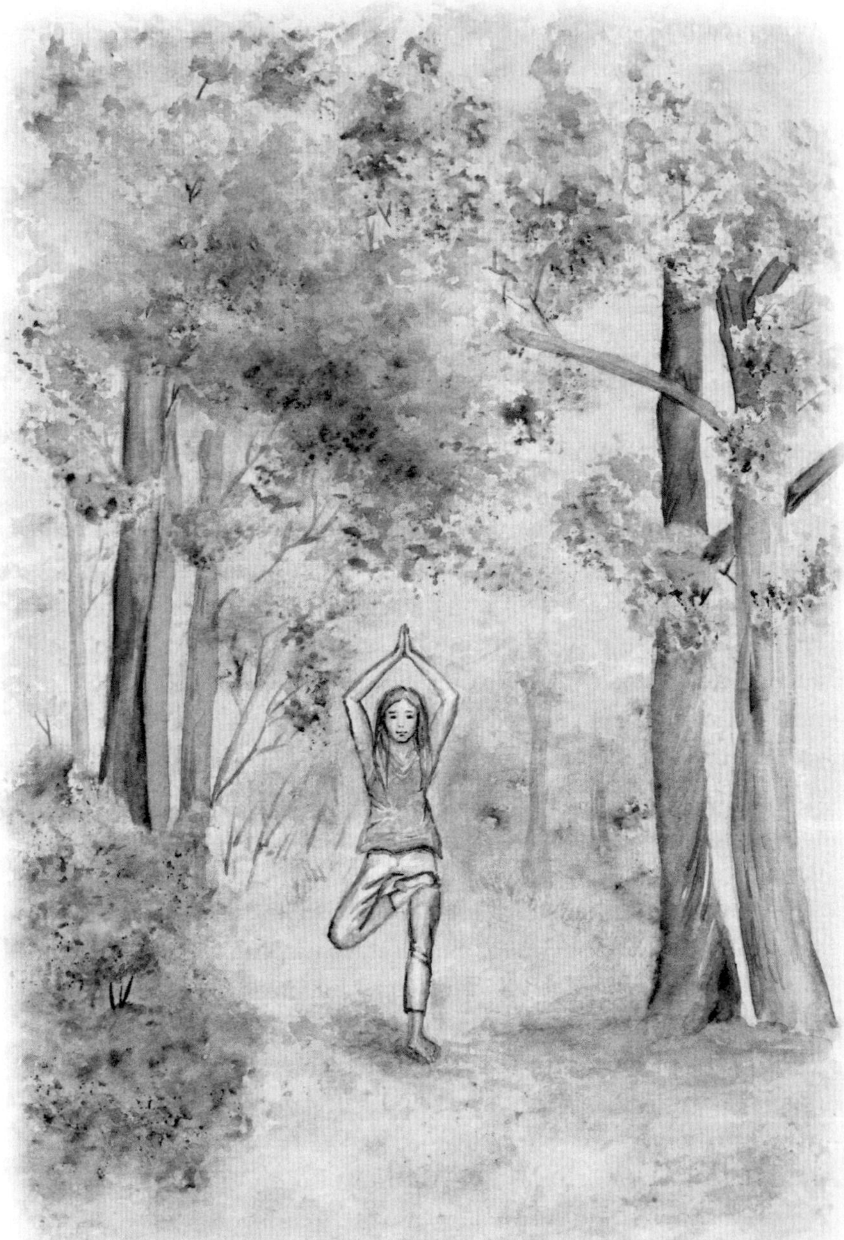

Waldyoga

Einführung, Methoden und Übungen

Das Wort »Yoga« leitet sich von dem indogermanischen Wortstamm »yuj« her, auf den auch unser deutsches Wort »Joch« zurückgeht. Dies bedeutet nun aber nicht, dass wir in der Praxis von Yoga unseren Körper und Geist »unters Joch nehmen«, sondern die Bedeutung von Yoga ist »Verbindung« (auch das Joch verbindet ja mehrere Ochsen zu einem Gespann). Eine andere Übersetzung von Yoga ist »Wiedererkennen«. Mit was also verbindet uns Yoga oder was wird wiedererkannt?

Die Seher vieler Kulturen beschreiben eine Ebene des Seins, in der nicht nur alles mit allem verbunden, sondern *eins* ist. Hier gibt es keine Trennung zwischen dir und dem anderen. Du kannst diese Ebene »das Göttliche« nennen oder »das innerste Wesen« allen Seins, die »Matrix des Lebens« oder wie auch immer. Diese Ebene ist auch dir zutiefst vertraut, wenn auch nicht immer wahrnehmbar – es ist nichts, was du erst nach langer beschwerlicher Suche finden wirst, doch es erfordert dein »Wiedererkennen« und ein kontinuierliches »Dich-Bereiten«, wozu dir die Praxis von Yoga dient. Bestimmt gibt es Momente in deinem Leben, in denen du diese Einheit mit allem gefühlt hast. Vielleicht war es im Erleben eines Sonnenaufgangs, im bewussten Gang durch den Wald oder in einer tiefen sexuellen Begegnung…

Wenn du nun aber glaubst, du bräuchtest nur wieder einen Sonnenaufgang oder müsstest noch einmal durch diesen Wald gehen, mit diesem Menschen schlafen oder was auch immer, um diese Einheit zu erleben, wirst du wahrscheinlich enttäuscht sein. Die Erfahrung von Einheit wurde vielleicht in jenem mystischen Moment durch den Sonnenaufgang ausgelöst; das heißt jedoch nicht, dass es beim nächsten

Sonnenaufgang wieder genauso ist oder dass es des Sonnenaufgangs überhaupt bedarf, um zu empfinden, dass du nicht getrennt bist. Dieses Gewahrsein der Einheit ist nichts, was durch äußere Faktoren hergestellt werden könnte oder abhängig davon wäre. Doch Vorsicht: Mache keine esoterische Theorie aus der Einheit allen Seins, um dich über Gefühle der Einsamkeit oder Isolation hinwegzutrösten.

Yoga ist ein unmittelbar erfahrbarer, praktischer Weg. Es bietet dir eine ganz konkrete Landkarte, mit deren Hilfe du ihn sicheren Schrittes gehen kannst, doch es bietet keine Abkürzungen, sondern beginnt immer genau da, wo du jetzt gerade stehst. Wenn du dir nun die Einheit mit allem und jedem, das Erkennen deines innersten Wesens herbeiträumst, verpasst du die Wirklichkeit jetzt hier. Indem die Praxis von Yoga dich ganz in die Präsenz, in diesen gegenwärtigen Moment holt, beginnst du, nach und nach die Hindernisse zu erkennen, die du dir (als einzelner Mensch wie als Teil der ganzen Menschheit) in den Weg gelegt hast. Diese Hindernisse halten dich davon ab, dir gewahrzuwerden, dass du immer schon eins *bist.*

Der weise Kartograph, der die präzise Landkarte des großen Pilgerweges (= padha) erstellt hat, war Patanjali, vermutlich ein Zeitgenosse des Buddha. Patanjali wird auch als »Vater des Yoga« bezeichnet, und alle heute praktizierten Yogastile gehen letztendlich auf ihn zurück. Natürlich wird es bereits vor Patanjali auf der ganzen Welt (und nicht nur in Indien) Praktiken gegeben haben, die wir aus heutiger Sicht als »Yoga« bezeichnen würden, und der Ursprung von Yoga verschwindet im Dunkel der Zeiten. Doch Patanjali war es, der die Praxis des Yoga und den Weg der »Selbstverwirklichung und Selbsterkenntnis«, zugleich die Realisation der Einheit allen Seins, in seinen berühmten Sutras (vier Büchern mit Lehrsätzen) sehr präzise und konkret auf den Punkt brachte und damit einem jeden zugänglich machte. Auch die im Folgenden beschriebenen praktischen Übungen beziehen sich auf die von Patanjali beschriebenen Methoden und seine Sutras.

An anderer Stelle haben wir ja beschrieben, dass die Illusion von Trennung die eigentliche Krankheit hinter den Krankheiten ist. Wir sehen in dieser Illusion auch die Ursache für die Zerstörung der Natur durch den Menschen. Wir sehen hierin die Ursache für Profitgier und die gnadenlose Vernichtung unserer Lebensgrundlage, der Wälder.

Wenn wir nun Waldyoga praktizieren, wird der Wald uns, wie wir gesehen haben, zum Heiler. Vor allem fällt es uns im Kontext der lebendigen Waldlandschaft sehr viel leichter, die Verbundenheit allen Seins zu erfahren, als dies in einem Yogastudio möglich wäre. Waldyoga ist demnach kein neuer Yogastil, der nun der unüberschaubaren Vielfalt der modernen Yoga-Richtungen hinzugefügt werden soll, sondern führt uns zurück zu den Ursprüngen des Yoga; es ist ein Weg zu den Wurzeln. Dabei führt uns die Präsenz des Waldes tiefer in die Erfahrung von Yoga. Anders herum führen die Methoden des Yoga uns tiefer in die Erfahrung der Waldwirklichkeit. Unsere Präsenz und die daraus erwachsenden Handlungen sind auch für den Wald heilsam. Wenn die Illusion der Trennung zu heilen beginnt, wenn wir uns wieder als Teil des Waldes, als Kinder der Mutter Natur erfahren, entsteht eine tiefe Demut und Dankbarkeit für das Wunder des Lebens. Wir werden uns gewahr, wie winzig klein wir als menschliche Egos sind und wie unermesslich groß in der grenzenlosen Einheit allen Seins.

Die im Folgenden beschriebenen Übungen sind vor diesem Hintergrund als Anregung und Einladung zu einer eigenen Yogapraxis zu verstehen. Du brauchst keine Yogaerfahrung oder überhaupt nur einen bestehenden Bezug zum Yoga, um von den Übungen zu profitieren. Manche der genannten Übungen sind klassische Yogaübungen, manche haben wir aus der konkreten Walderfahrung heraus etwas abgewandelt und wieder andere mögen aus der Präsenz des Augenblicks entstehen. Die eigentliche Waldyogapraxis beginnt aus unserer Sicht, wenn aus tiefer Präsenz und der Verbindung mit dem Wald und seinen Wesen spontane Gesten und Haltungen entstehen. In dieses Gewahrsein führt uns zunächst der bewusste Atem.

Pranayama – Der Atem des Waldes

Als lebendige Wesen atmen wir. Ohne Atem, ohne den Sauerstoff, den wir einatmen, können wir nicht leben. Wir können eine ganze Weile ohne Nahrung sein. Ohne Wasser zu sein, ist schon etwas schwieriger, doch auch das geht für eine gewisse Zeit. Doch ohne Atem – das können wir nur eine sehr kurze Zeit überleben (es sei denn, wir sind schon sehr fortgeschrittene Yogis). Wir brauchen die Luft zum Atmen, den Odem, den die Bäume des Waldes uns einhauchen. Sie haben die Erde für uns bewohnbar, die Luft für uns atembar gemacht. Die Bäume atmen das Kohlendioxid ein, das wir ausatmen, und wir atmen den Sauerstoff ein, den sie abgeben. Dabei haben bereits unzählige Wesen jedes einzelne Sauerstoffatom, das du aufnimmst, durchatmet. Nichts verschwindet einfach so. Alles ist über die Luft, die wir atmen, mit allem verbunden.

Natürlich wirst du glauben, dass *du* atmest. (Genau das haben wir dir ja auch gerade erzählt.) Und natürlich glauben auch wir, dass *wir* atmen. Doch wenn wir tief in das bewusste Empfinden von »Atem« eintauchen, dann werden wir merken, wie sehr wir uns in diesem Glauben beschränken. Nicht du atmest, nicht wir atmen, sondern es ist die Natur, die atmet; es ist der Raum, der atmet; der Wald. Und wir haben teil daran, haben teil an diesem »großen Atem der Erde«; wir dürfen dem Atem zuschauen und staunend vor diesem Wunder des Lebens stehen.

Auf der Atemwelle reitend kommen wir tiefer an in unserem Körper, der uns die Erfahrung der Einheit allen Seins ermöglicht, über den wir in die Wirklichkeit des Seins jetzt in diesem Moment eintreten. Doch spätestens, wenn wir beginnen, unseren Atem aufmerksam zu beobachten, werden wir merken, dass er gar nicht so frei fließt, dass der Atem hier und da ein wenig »hakt« und »klemmt«, dass die beteiligten Muskeln verspannt sind. Wenn wir das nicht merken, bedeutet das zumeist nicht, dass der Atem frei fließt, sondern dass wir in unserer Wahrnehmung noch ein bisschen feiner werden können, um die Hindernisse überhaupt erst einmal zu bemerken.

Der Weise Patanjali beschreibt, dass ein »zittriger Atem« eines der vier Anzeichen für die acht Hindernisse auf unserem Weg ist. Wenn wir nun beginnen, den Atem zu manipulieren, also gezielt zu verändern, zu vertiefen oder ähnliches, dann kann es zwar sein, dass wir die

Anzeichen beseitigen, die auf etwas hinweisen; das, worauf sie hinweisen, bleibt allerdings bestehen. (Oder, wie es unser Lehrer gerne ausdrückt: Die Alarmanlage geht an, wenn ein Dieb im Haus ist. Wenn ich nun die Alarmanlage ausschalte und glaube, damit sei das Problem behoben, der Dieb indes getrost mein Haus ausraubt, dann ist das vielleicht ein bisschen zu kurz gedacht.) Unser Weg beginnt mit der Bewusstwerdung des Atems – wie auch immer er sich jetzt gerade zeigt. Er hat uns eine Menge zu erzählen.

Atem der Natur

Lege dich in Shavasana, eine bequeme Rückenlage (die genaue Anleitung hierzu findest du im Kapitel über die Asanas). Fühle deinen ganzen Körper, vom Kopf bis zu den Füßen. Fühle die Körperteile, die besonders schwer auf der Erde aufliegen, die Verbindung zur Erde, die dich trägt...

Und nun komme mit deiner Aufmerksamkeit hin zu deinem Atem. Nimm wahr, wie dein Atem ganz natürlich fließt, kommt und geht, ganz von allein. Vielleicht wirst du merken, dass es dir schwerfällt, deinen Atem »zu lassen«, dass du den Atem veränderst, sobald du ihn bewusst wahrnimmst. Versuche, dies nicht zu tun. Der Atem kommt, der Atem geht... ganz von allein.

Fühle den Atemstrom in deinen beiden Nasenlochern, in dem einen vielleicht mehr als in dem anderen...

Fühle den Temperaturunterschied zwischen der einströmenden und der ausströmenden Luft... Sie kommt und geht ganz von allein.

Du beobachtest den Atem in einer Weise, wie du die Wellen an einem Meeresstrand beobachtest – die kommen und gehen ohne dein Zutun. Du bist ZuschauerIn dieses Kommens und Gehens der Atemwelle. Von den Nasenlöchern strömt die Luft in den Rachen, die Luftröhre und die Bronchien, die übrigens geformt sind wie ein Baum. Und dort befinden sich, wie die Blätter eines Baumes, die Alveolen, kleine Bläschen, in denen der »Gasaustausch« stattfindet. Hier wird der Sauerstoff und mit ihm das Prana, die Grünkraft, von den roten Blutkörperchen abgeholt und bis in jede einzelne Zelle deines Körpers transportiert. Umgekehrt werden Kohlendioxid und andere Stoffe hier abgeliefert, damit sie ausgeatmet werden können. Und all dies geschieht ganz von allein, ohne dein bewusstes Zutun, ja zumeist ohne deine Aufmerksamkeit, vierundzwanzig Stunden am Tag. Welch ein Wunder!

Fühle den Atem kommen... und gehen... den ganz natürlichen Atem. Fühle, wie die Atemwelle deinen Körper ganz sanft bewegt, wie der Brustkorb sich mit der Einatmung hebt und weitet und mit der Ausatmung entspannt. Mit jeder Einatmung wird der Brustkorb weit, der Abstand zwischen deinen Rippen vergrößert sich ein wenig, mit dem Ausatmen nähern sie sich wieder an. Für ein paar Atemzüge fühle die Bewegung deines Brustkorbs mit dem Atem.

Und nun gehe mit deiner Aufmerksamkeit zu deinem Zwerchfell. Das ist der große Atemmuskel zwischen deinem Brustkorb und deinem Bauchraum. Ausatmend entspannt sich das Zwerchfell und wölbt sich weit nach oben, einatmend spannt es sich an und geht nach unten. Auch, wenn du dein Zwerchfell nicht so deutlich wahrnehmen kannst, sei mit deiner ganzen Aufmerksamkeit nun in dem Bereich, wo du es vermutest, schau der Bewegung deines Zwerchfells mit der Atmung zu.

Wenn dein Zwerchfell verspannt ist (und oft ist es das), wird es dir schwerfallen, deinen Körper als Einheit wahrzunehmen, da das Zwerchfell ihn dann wie in zwei Hälften trennt. Deinen Körper als Einheit wahrnehmen zu können, ist die Voraussetzung dafür, die Einheit des Seins wahrnehmen zu können. Sei mit deiner ganzen Aufmerksamkeit bei der Bewegung deines Zwerchfells mit der Atmung. Ausatmend wölbt es sich weit nach oben (direkt unterhalb der Lungen), einatmend spannt es sich an nach unten hin... noch ein paar Atemzüge...

Komme dann mit deiner Aufmerksamkeit zu deinem Nabel und der Bewegung deines Nabels mit der Atmung. Wenn sich das Zwerchfell einatmend spannt, werden deine Bauchorgane ein wenig komprimiert und schaffen sich Platz, indem sie den Nabel nach vorne schieben.

Fühle, wie sich der Nabel mit der Einatmung ganz sanft hebt und mit der Ausatmung etwas spannt.

Von deinem Nabel ausgehend, wandere nun zu dem Bereich vier Finger breit unterhalb deines Nabels und genauso weit oberhalb deines Schambeins. Hier ist ein Bereich, der sich etwas anders anfühlt als die Umgebung. Fühle die Bewegung deines Atems in diesem Bereich, vier Finger breit unterhalb deines Bauchnabels.

Der Atem kommt und der Atem geht... Du wirst geatmet, in deinem ganz natürlichen Rhythmus... geschieht der Atem... all die feinen Bewegungen in deinem Körper... getragen von der Welle des Atems, die ganz von allein kommt und geht...

Und auch, wenn du gleich wieder in dein Wachbewusstsein zurückkehrst, erinnere dich während des Tages immer wieder einmal daran, deine Aufmerksamkeit ganz bewusst zu deinem Atem hinzulenken, den Atem so wahrzunehmen, wie er jetzt gerade fließt. Verändere ihn nicht.

Und nun recke dich und strecke dich. Mache all die Bewegungen, die dir jetzt guttun. Wenn du magst, gähne, mache einen Ton... Setze dich langsam wieder auf und öffne deine Augen.

Gähnen wie ein Luchs

Wahrscheinlich hast du noch nicht so oft in deinem Leben einen Luchs gähnen gesehen. Auch, wenn allmählich wieder Luchse und andere Wildkatzen einen kleinen Teil unserer Wälder besiedeln, so sind sie eher scheue Zeitgenossen – und das zu recht, sind doch bis heute wir Menschen ihre ärgsten Feinde.

Doch vielleicht hast du schon einmal eine Hauskatze gähnen gesehen. Sie gähnt in Momenten des Wohlbefindens, welches sich mit dem Gähnen vertieft. Du kannst förmlich beobachten, wie mit dem Gähnen ein sanfter Schauer ihren Körper durchströmt. Oft räkelt sie sich dazu, streckt zumindest ihre Pfoten aus, und spreizt deren einzelne Glieder weit. Es ist ein Augenblick vollkommenen Wohlgefühls und Loslassens. Die Katze ist vollkommen anwesend in diesem Moment. Sie macht sich keinerlei Gedanken, ob es in dieser oder jener Situation höflich oder sozial angemessen ist, ihr Maul weit aufzureißen und sich wohlig zu räkeln. Sie würde sich auch nicht die Pfote davorhalten. Und das sollten wir auch nicht tun. – Zumindest hier und jetzt nicht.

So, wie der Atem dich in deinen Körper trägt, so hilft dir das Gähnen, Spannungen zu lösen und dieses Fließen in deinem Körper wahrzunehmen.

Gähnen wie ein Luchs

Finde eine bequeme Körperhaltung – wenn du magst, liege in Shavasana. Und dann beginne zu gähnen. Einmal, zweimal und immer wieder gähne herzhaft und fühle diesen Schauer, der mit dem Gähnen durch deinen Körper fährt.

Höre nicht auf, gähne weiter. Fühle die Bewegungsimpulse in deinem Körper, das Bedürfnis, dich mit dem Gähnen zu recken und zu strecken. Vielleicht magst du zunächst nur die Arme ausstrecken, doch erlaube deinem Körper zunehmend, sich zu bewegen.

Höre nicht auf zu gähnen, den Körper zu recken, zu strecken und zu bewegen. Der ganze Körper ist nun in Bewegung, reckt und streckt, räkelt und rollt sich. Führe all die Bewegungen aus, die nun spontan entstehen möchten.

Gähne wieder und wieder.

Und wenn du magst, mache mit dem Gähnen einen Ton. Ganz egal, wie es klingt, lasse diesen Ton ohne Druck deiner Kehle entweichen – so, wie er gerade kommen will.

Gähne weiter. Und bewege deinen Körper weiter. Wo ein Widerstand entsteht oder sich zeigt – merke das.

Vielleicht kommt dir das ganze lächerlich vor, vielleicht wird es dir anstrengend oder langweilig – dann bist du gerade nicht anwesend. Das macht nichts.

Fühle den Widerstand und gähne, bewege dich, töne weiter. Fühle den Schauer, fühle das Fließen in deinem Körper.

Dann lasse die Bewegungen und den Atem allmählich zur Ruhe kommen. Liege oder sitze für eine Weile still und beobachte das Fließen in deinem Körper und um deinen Körper herum. Fühle deine Lebendigkeit.

Wolfatmung (Swana Pranayama)

Auch einem Wolf sind wohl die wenigsten von uns bislang in freier Natur begegnet. Doch auch die Wölfe kehren derzeit zurück in heimische Wälder. Und obwohl er der Ahne des »besten Freundes des Menschen« ist, löst die Frage, ob der Wolf einfach so unter uns leben darf, überraschend viele Ängste aus und entfacht sehr kontroverse Diskussionen. Einmal mehr zeigt sich die Angst vor der ungezügelten Natur, die die Menschen in sich selbst ebenso unterdrücken wie im Außen, womit sie sich auch von der eigenen Lebendigkeit abschneiden. Und davon hat der Wolf eine Menge!

Für die Wolfatmung finde eine bequeme aufrechte Sitzhaltung. Wenn du im Fersensitz sitzen kannst, ist dies eine gute Position.

Öffne nun deinen Mund und lasse deine Zunge heraushängen. Spanne die Zunge dabei nicht zu sehr an; sie muss nicht weit raus gestreckt werden. Und nun beginne, sehr schnell durch den Mund ein und aus zu atmen – mit einer Betonung auf dem Ausatmen. Das ist Hecheln wie ein Wolf. Wenn du nicht weißt, wie ein Wolf hechelt, denke an einen Hund. Mache dir keine Gedanken, wie und ob sich dein Bauch bewegt oder wie du bei dieser Übung aussiehst; sei mit deiner ganzen Aufmerksamkeit beim Hecheln.

Wenn du magst, stelle dir vor, du bist ein Wolf, der nun, da er die Wälder durchstreift hat, auf einem hohen Felsen angekommen ist, von wo aus er einen wundervollen weiten Blick über das Land genießt. Diesem wachsamen Blick entgeht nichts. Um seinen erhitzten Körper abzukühlen, hechelt er.

Die intensive Mundatmung holt dich in deinen Körper, lässt dich zutiefst eintauchen in diesen Augenblick. Durch das Hecheln werden die Spannungen in deiner Atemmuskulatur zunächst sicht- und fühlbar, und du kannst zuschauen, wie sie sich allmählich lösen. Dein Atem wird zunehmend freier. Du bekommst einen tiefen Zugang zu deinem Zwerchfell, dem eine Schlüsselfunktion in der Atmung und der Erfahrung der Einheit deines Körpers zukommt.

Fühle die Weite dieses Ausblicks, während du intensiv hechelst. Wenn du merkst, dass das Hecheln nach einer Weile spastisch wird (das Hecheln wird unrhythmisch, die Spannungen in deiner Atemmuskulatur zeigen sich), dann atme einmal lang und tief ein... und aus... und lasse dann den Atem wieder ganz natürlich fließen.

Schaue dem Tanz der Energie in deinem Körper zu. Vielleicht fühlst du nun sehr deutlich das Fließen. Der Kopf fühlt sich sehr klar, sehr weit an. Wenn du magst, beginne nach einer Weile erneut zu hecheln.

Durch regelmäßiges Üben wird das Milieu deines Körpers basischer. In der Regel ist unser Körpermilieu aufgrund von falscher Ernährung, Atmung und ungesundem Lebensstil ziemlich sauer. Unser Körper hat dann Schwierigkeiten, all die Giftstoffe wieder auszuscheiden, die er tagtäglich aufnimmt (die zahlreichen Stoffwechselabbauprodukte sowie Umweltgifte). Am Anfang einer erfolgreichen Entgiftung steht immer eine Regulation des Säure-Basen-Gleichgewichts. Mit dem regelmäßigen Üben der Wolfatmung kannst du schon viel dafür tun.

Hinweise:

Sollte dir während des Hechelns oder danach schwindelig werden, bleibe anwesend, beobachte und lasse den Atem eine Weile ganz ruhig weiterfließen. Oft sind wir die geballte Ladung an Sauerstoff und Grünkraft nicht gewöhnt, da wir im Alltag vielfach sehr flach atmen und uns damit von unserer Kraft und unserem Potential abschneiden. Wenn du die Wolfatmung regelmäßig übst, wird sich auch deine Atmung im Alltag verändern und kein Schwindel beim Üben mehr auftreten.

Sollte es während des Atmens – vor allem um deinen Mund herum und in deinem Gesicht – intensiv anfangen zu kribbeln und sollte dein Mund sich zu einem O-Mund etwas zusammenziehen oder deine Hände langsam verkrampfen, dann verwandelst du dich nicht in einen Wolf, sondern hast hyperventiliert. Das bedeutet, dass du im Verhältnis zur Ausatmung zu intensiv eingeatmet hast. Dadurch hat sich dein Blut-PH-Wert ein bisschen zu sehr Richtung alkalisch verschoben. Keine Sorge, dein Körper reguliert das sehr schnell wieder. Atme jetzt eine Weile eher flach. Wenn du magst, kannst du die Hände schalenförmig vor den Mund legen, in die Hände ausatmen und die ausgeatmete Luft wieder einatmen.

Achtung: Solltest du gerade gegessen haben, unter Magen-/Darmgeschwüren oder hohem Blutdruck leiden, solltest du diese Übung *nicht* ausführen.

Bienensummen

An unserem Ritualplatz in Gaias Garten stehen Reiners Bienen, sieben Völker in einem großen Kreis, dem Siebenstern. Als wir dort (den Bienen nahe und doch von ihnen unbehelligt) an einem schönen Sommertag ein Yogaseminar abhielten, begleitete uns den ganzen Tag über das Summen der Bienen. Irgendwann nahmen wir es gar nicht mehr bewusst wahr, doch später berichteten zwei Frauen, dass sie nach diesem Tag auf der Heimfahrt und in der darauffolgenden Nacht das Summen der Bienen als Fließen und Vibrieren intensiv in ihrem Körper wahrgenommen hätten; die Bienen hätten sie noch eine ganze Weile begleitet.

Am Anfang war der Klang… All die Mantras, die uns im Yoga begleiten, so heißt es, haben die Rishis einst gehört. Sie wurden nicht von Menschen gemacht; vielmehr wurde der Klang, der allem Lebendigen innewohnt, vernommen und auch für jene hörbar gemacht, die ihn nicht vernehmen konnten. Und jeder Klang zeigt eine Wirkung auf unser System, die uns meist nicht bewusst ist.

Unser Körper besteht, wie der Körper von Mutter Erde, zu 70 % aus Wasser. Und sicherlich hast du schon einmal beobachtet, wie sich eine Vibration auf Wasser auswirkt (zum Beispiel wenn du einen Stein in einen See wirfst). Die Vibration bewegt das Wasser, und diese Bewegung pflanzt sich fort. In dem beschriebenen Fall haben die beiden Frauen die Vibration, die das Summen der Bienen in ihrem Körper erzeugt hat, bewusst wahrgenommen; der Klang hat sie tiefer in das Empfinden ihres Körpers getragen.

Wahrscheinlich hast du das Summen einer Biene schön öfters erleben dürfen, wenn du dich im Sommer im Freien aufgehalten hast. Leider wird auch das in einem bedenklichen und schmerzlichen Maß weniger. Viele Wildbienenarten und andere Insekten sind tatsächlich schon ausgestorben und weitere Arten vom Aussterben bedroht. Seit 1989 hat die Zahl der Insekten um 75 % abgenommen! Dies hat natürlich fatale Folgen. Nicht wenigen Vögeln fehlt es nun an Nahrung, und auch ihr Bestand hat sich drastisch vermindert. Zudem fehlt die Bestäubungsleistung der Bienen, denen zahlreiche Pflanzen ihr Dasein verdanken. Auch hier sind wir Menschen mit unseren Acker- und anderen Giften der ärgste Feind der Bienen. Können wir ihnen wieder Freund sein?

Bienensummen (Variante von Brahmari Pranayama)

Für die Übung des Bienensummens komme wieder in eine bequeme Sitzhaltung. Wenn du magst, schließe deine Augen oder lasse den Blick ganz weich werden. Die Lippen sind während der gesamten Übung geschlossen, deine Zahnreihen berühren sich nicht. Atme nun tief ein und lass mit dem Ausatmen einen Summton entstehen. Es braucht kein schöner Ton zu sein und er braucht auch nicht laut zu sein. Lasse ihn so kommen, wie er eben jetzt gerade kommt.

Summe so lange, wie deine Ausatmung dauert, ohne dass Druck entsteht. Atme dann ein und summe erneut. Fahre so für die nächsten Minuten fort. Fühle die Vibration, die durch das Summen in deinem Kopf, in deinem Körper entsteht, und fühle, wie dein Ton mit all den Klängen, die dich umgeben, in Resonanz geht. Empfinde, wie er sich einfügt und Teil des großen Ganzen ist, eine Note in der Partitur des Lebens, ein Instrument im großen Orchester, verschwindend klein und doch unabdingbar für die Harmonie des Ganzen.

Summe, fühle und lausche. Lausche deinem ganz eigenen Ton und all den Klängen der dich umgebenden Welt. Vielleicht kannst du auch Bienen und andere Insekten vernehmen, den Klang der Vögel, das Rauschen des Wassers und das des Windes, vielleicht hörst du auch das Motorengeräusch von Autos, ein Flugzeug am Himmel... die Stille in all diesen Geräuschen...

Du wirst merken, dass es Geräusche gibt, die in dir einen Widerstand, eine Unruhe erzeugen, bei denen die Stille für dich schwerer wahrnehmbar ist als bei anderen, die dir angenehmer sind. Versuche, nicht zu werten, nicht zu interpretieren, woher die Geräusche stammen. Fühle die Resonanz in deinem Inneren, deinen Ton... und wie sich dein Ton in all die Töne einfügt...

Irgendwann lasse dein Summen verklingen; doch lausche, fühle, wie es in deinem Inneren weiter schwingt. Spüre dem nach.

Beim Eintauchen in deinen inneren Ton und seiner Harmonie lösen sich zerebrale Verspannungen, dein überspanntes Nervensystem, deine Emotionen beruhigen sich. Auch der Blutdruck wird gesenkt, wenn er erhöht ist (bei Hypotonie haben wir nicht die Erfahrung gemacht, dass der Blutdruck weiter sank). Das Summen ist auch bei Hals- und Atemwegskrankheiten hilfreich und gibt dir eine kraftvolle Stimme.

Hinweis: Das »Bienensummen« unterscheidet sich von der klassischen Übungsvariante (Brahmari Pranayama), bei der Augen und Ohren geschlossen sind, um ganz in diesen inneren Klang einzutauchen. Wenn du magst, übe auch diese Variante. Wir summen hier jedoch mit offenen Ohren, weil unser innerer Klang nicht von der Welt zu trennen ist, in der wir leben und uns bewegen, und wir immer tiefer und sinnlicher in die Verbundenheit allen Lebens eintauchen möchten.

Atmen mit einem Baum

Gehe ein wenig umher, den Blick ganz weich... und lasse dich von einem Baum rufen. Vielleicht fühlst du dich ganz deutlich zu einem bestimmten Baum hingezogen. Sollte das nicht der Fall sein, mache dir keinen Druck, sondern gehe zu *irgendeinem* Baum.

Während du auf den Baum zugehst, tauche ganz bewusst in sein Energiefeld ein. (Da es riesig ist, warst du wahrscheinlich schon die ganze Zeit in diesem Feld; doch wenn du nun auf ihn zugehst, kannst du vielleicht wahrnehmen, wie es sich verdichtet – auch hier: Phantasiere nichts; nimm einfach wahr, was du wahrnimmst – und lerne, deiner Wahrnehmung zu trauen!)

Gehe bis zum Stamm; wenn du magst, berühre ihn mit deinen beiden Händen und trete ganz bewusst in Kontakt mit dem Baum.

Suche dir dann an seinem Fuß einen Platz zum Sitzen. Wenn du magst, lege eine Decke, ein Fell oder Kissen unter und setze dich so, dass du dich bequem an den Stamm lehnen kannst. Nimm wahr, was du wahrnimmst, wenn du nun sitzt. Vielleicht nimmt dich das Wesen des Baumes mit in eine Seinsqualität, in der unsere menschlichen Zeitvorstellungen nicht existieren.

Lenke nun deine Aufmerksamkeit zu deinem Atem; nimm wahr, wie dieser ganz natürlich fließt, ohne dein Zutun kommt und geht. Mache dir bewusst, dass es der Körper dieses Baumwesens ist, der dir die Luft, den Sauerstoff zum Atmen schenkt. Mit dem Sauerstoff schenkt der Baum dir auch Duftstoffe, über die er ganz unmittelbar mit deinem Immunsystem kommuniziert (siehe dazu das Kapitel »Der Wald – Ort der Heilwerdung«).

Dieser Baum steht stellvertretend für all die Bäume und Wälder, die dir die gesunde Atemluft, die dir dein Leben schenken.

Spüre, wie diese Luft mit dem Einatmen in deinen Körper einströmt, wie dein Körper, dein Brustkorb ganz weit wird mit dem Einatmen. Fühle die Aufrichtung mit dem Einatmen und damit deine Wirbelsäule. Mit jedem Einatmen nimm die Größe und Weite wahr. Fühle die Berührung zwischen deiner Wirbelsäule und dem Baumstamm über die Haut. Merkst du, wie du mit dem Einatmen gemeinsam mit diesem Baum wächst?

Wenn du nun einatmest, gib dich der Empfindung von Ausdehnung und Weite hin. Einatmend fühle die Ausdehnung auch »über deinen physischen Körper hinaus«. Atme tief ein und dehne dich immer weiter aus. Ist deine Atmung im Fluss?

Dann lenke deine Aufmerksamkeit auf deine Ausatmung. Ausatmend schenkst auch du dem Baum, was er zum Leben braucht. Mehr noch als aus den Nährstoffen, die er aus der Erde aufnimmt, bezieht der Baum die Substanz, aus der sein Körper besteht, aus der Luft – der Luft, die du ausatmest. Er ist angewiesen auf das CO_2 deiner Atemluft. Er braucht die Luft, die du ausatmest – natürlich nicht *du* als Einzelwesen, sondern *du* als Spezies.

Es gibt durchaus die Hypothese, dass die Bäume uns, die Tiere und die Menschen in die Welt gebracht hätten, um genügend CO_2 für ihren Prozess der »Atmung« und »Nahrungsaufnahme« zu bekommen. Mit jedem Ausatmen fühle, wie die Luft aus deinem Körper ausströmt und wie du noch tiefer hier an deinem Sitzplatz am Fuße des Baumes ankommst. Du verbindest dich ausatmend mit der Erde, die dich trägt.

Nach einer Ausatmung lasse deinen Atem sanft versiegen und dich in deinem Körper noch tiefer sinken. In der Ausatmung fühle »deine Wurzeln«, die tiefe Verbindung mit Mutter Erde. Deine Wurzeln sind die Grundlage, dass du dich ausdehnen, dass du diese Weite überhaupt erst erfahren kannst. Verbinde dich mit dem Baum, der seine Wurzeln tief in die Erde wachsen lässt und seine Krone weit in den Himmel öffnet.

Deine Ausatmung dient dem Baum, ist ein Geschenk von dir an diesen Baum. Aus dem CO_2, das du ausatmest, entnimmt er den Kohlenstoff, aus dem er jede einzelne Zelle seines Körpers kunstvoll aufbaut. Und diesen Vorgang hat er über die Jahrmillionen perfektioniert. Weiter und weiter verzweigen sich die Äste seiner Krone, an deren Enden die Nadeln oder Blätter sitzen, an denen wiederum unzählige kleine Spaltöffnungen das CO_2 aus der Luft aufnehmen. Das grüne Wunder im Blatt, das Chlorophyll, teilt nun mit Hilfe des Sonnenlichtes das CO_2 in den Kohlenstoff, aus dem der Baum sein Holz baut, und den Sauerstoff, der sogleich durch die kleinen Öffnungen wieder ausgeschieden wird.

Und du atmest ein... diesen Sauerstoff...

und aus ... das CO_2 ...

Schenkend und empfangend... so ist euer beider Leben aufs Engste miteinander verbunden... in dieser kleinen Ewigkeit jetzt hier.

Atme noch eine Weile mit dem Baum.

Mache dir bewusst, dass auch dann, wenn du diese kleine Übung beendest, diese Verbindung weiterbesteht. Du, dein Leben als Mensch, ist untrennbar mit dem Leben dieses Baumes verbunden, mit dem Leben aller Bäume... gebend und nehmend...

Wann immer es für dich stimmig ist, stehe auf und verabschiede dich für jetzt von diesem Baum. Merke, wie du allmählich aus seinem Energiefeld heraustrittst, während du dich gehend von ihm entfernst... und doch verbunden bist.

Asana – Im Körper sein

Asanas haben die meisten Menschen sogleich vor Augen, wenn sie von Yoga hören. Es sind die Körperübungen, Haltungen, die dazu dienen, die Spannungen und Blockaden im Körper sanft zu lösen und den ganzen Körper in ein harmonisches Gleichgewicht zu bringen. Diese klassischen Haltungen, so heißt es, wurden nicht von Menschen erfunden, sondern in meditativem Gewahrsein erschaut. Es heißt zudem, dass die ersten Yogis – bereits damals einer der Natur entfremdeten Kultur müde – in den Wäldern lebten. In tiefer Verbundenheit mit dem Wald und seinen Wesen schauten sie genau hin, wie ihre Verwandten, die Tiere, Spannungen in ihrem Körper lösten und den Energiefluss harmonisierten und stellten fest, dass ihnen gleiches widerfuhr, wenn sie ebendiese Haltungen einnahmen. Viele klassische Asanas sind aus diesem Grund nach unseren Tiergeschwistern benannt.

Entscheidend dafür, dass eine Asana wirklich *geschieht*, ist jedoch nicht, in genau die vorgegebene Haltung zu gehen, sondern dass in dieser Haltung dieses Lösen und Harmonisieren geschehen kann. Du bist dann zutiefst in deinem Körper in diesem Augenblick anwesend, und du fühlst dieses Fließen und Strömen in deinem Körper intensiv – oder auch deinen Körper in diesem Fließen. Die Trennung zwischen dir und dem dich umgebenden Raum löst sich auf (eine Übersetzung von »Asana« ist »nicht-er-nicht sie«). Deine Asana wird zu einer Geste, die auch für deine Umgebung, für den Wald heilsam ist.

Hinweis: Alle unsere Beschreibungen der Asanas dienen dir als Anregungen; es geht nicht darum, ihnen zu hundert Prozent zu folgen. Wenn du deinen Körper in eine Form bringst, die vielleicht toll aussieht und im Lehrbuch genauso beschrieben steht, die deinem Körper gerade aber gar nicht entspricht, dann schadest du deinem Körper eher. Statt die vorhandenen Spannungen bewusst zu erfahren und zu lösen, erzeugst du neue Spannungen.

Wir wollen dich vielmehr dazu anstiften, deinen Körper in seiner Einzigartigkeit intensiv zu erfahren und in eine Form, eine Haltung hineinzufinden, die ihm zutiefst entspricht und die dir den Weg in eine immer tiefere, immer feinere Präsenz ebnet.

Lebendiges Liegen – Shavasana

Diese Asana ist eine grundlegende Entspannungshaltung. Übersetzt wird »Shavasana« als »Totenhaltung«, da der Körper äußerlich bewegungslos und sehr still wird. Da wir diese Stille als zutiefst lebendig empfinden, haben wir die Asana »Lebendiges Liegen« genannt. Wenn wir ganz still und fein werden, tief in diese Asana eintauchen, erwachen unsere Sinne, erwachen wir in den gegenwärtigen Augenblick. In dieser Präsenz sind wir um ein Vielfaches lebendiger als in der Identifikation mit unseren Gedanken an Vergangenes oder Zukünftiges.

Finde einen Platz, an dem du dich gerne niederlassen magst. Vielleicht möchtest du direkt auf der Erde, dem Gras oder dem Moos liegen, vielleicht hast du dir auch eine Unterlage mitgebracht. Vielleicht magst du dich gerne von der Luft und dem Licht berühren lassen, oder es ist jetzt eine Decke zum Zudecken nötig.

Komme nun für das Üben von »Shavasana« in eine bequeme Rückenlage. Deine Beine sind geöffnet, die Oberschenkel berühren sich nicht. Die Arme liegen ganz entspannt neben dem Körper – näher oder weiter weg. Deine Handflächen zeigen nach oben.

Neige nun dein Kinn ganz leicht Richtung Brustbein für eine gute Streckung deiner Wirbelsäule. Wenn du gut hier angekommen bist, schließe deine Augen und schaue, ob du ganz bewusst die Spannung aus deinen Augäpfeln herausnehmen kannst. Dein Kiefer ist ebenfalls gelöst, so dass die Zahnreihen einander nicht berühren, die Zunge liegt ganz entspannt in deinem Mund.

Fühle nun deinen ganzen Körper.... der ganze Körper eine Einheit. Wo immer eine Konzentration deiner Wahrnehmung entsteht, versuche, den Raum deiner inneren Wahrnehmung ganz weit werden zu lassen und in eine defokussierte* Art der Wahrnehmung überzugehen. Deinen Körper als eine Einheit wahrnehmen zu können, ist die Voraussetzung für das Fühlen deiner Einheit mit dem dich umgebenden Wald.

* »Defokussiert« ist erst einmal das Sehen mit nicht scharfgestellten Pupillen, beschreibt hier aber in erweitertem Sinn das Gegenteil von Konzentration. Manche Körperteile fühlen wir deutlicher als andere – etwa, weil sie auf der Erde aufliegen oder weil ein Schmerz dort ist. Wir neigen dazu, unsere Wahrnehmung dort zu konzentrieren. Andere Körperteile können wir weniger deutlich fühlen. Wenn wir nun die innere Wahrnehmung weit werden lassen, »defokussieren«, bedeutet das, den ganzen Körper gleichermaßen wahrzunehmen ohne zum Beispiel den Schmerz, auf den wir uns vielleicht vorher konzentriert haben, verändern zu wollen. Manchmal löst sich in einem solchen Moment die Spannung ganz von allein.

Wenn du deinen Körper und ein feines Strömen in deinem Körper wahrnehmen kannst, richte deine Aufmerksamkeit auf deine Hautoberfläche. Vielleicht kannst du fühlen, dass du die Grenze deines stofflichen Körpers, die Hautoberfläche, vor allem durch die Berührung mit der dich umgebenden Welt erfährst: Die Erde, auf der du liegst, die Kleidung auf deiner Haut, die Berührung durch die Elemente... Fühle die Verbindung, die Durchlässigkeit dieser vermeintlichen Grenze deines Körpers. Öffne dich mehr und mehr für all die Sinneserfahrungen, die dir hier an diesem Ort zuteil werden.

Wann immer du magst, beginne mit kleinen Bewegungen deiner Finger und Zehen, der Handgelenke und Fußgelenke, recke und strecke dich und mache, wenn du magst, einen Ton des Erwachens. In deinem Tempo setze dich dann wieder auf und öffne deine Augen.

Stehen wie ein Baum

Gehe (am besten barfuß) ein bisschen umher, fühle den Kontakt deiner Füße mit der Erde und lasse dich von einem Platz rufen, an dem du dich jetzt gerade wohlfühlst, an dem du gerne für die nächsten Minuten Wurzeln schlagen möchtest.

Wenn du deinen Platz gefunden hast, finde hier einen guten Stand. Deine Füße sind in etwa hüftbreit auseinander, die Fußaußenkanten parallel zueinander. Dein Steißbein zieht ein wenig Richtung Erde, so dass dein Becken sich leicht nach vorne kippt und die Knie ein wenig nachgeben. Ziehe die Schultern zu den Ohren, rolle sie nach hinten und lasse sie los. Merke, ob du gut stehst, ob sich dein Stand natürlich anfühlt.

Alle Anleitungen sind Anregungen für dich. Wenn sich irgendetwas daran falsch für dich anfühlt, dann ändere es – deinem Körper und deiner Situation jetzt hier entsprechend. Denn – wie auch immer wir die Haltung hier beschreiben – nur du kannst fühlen, was für deinen Körper jetzt richtig ist.

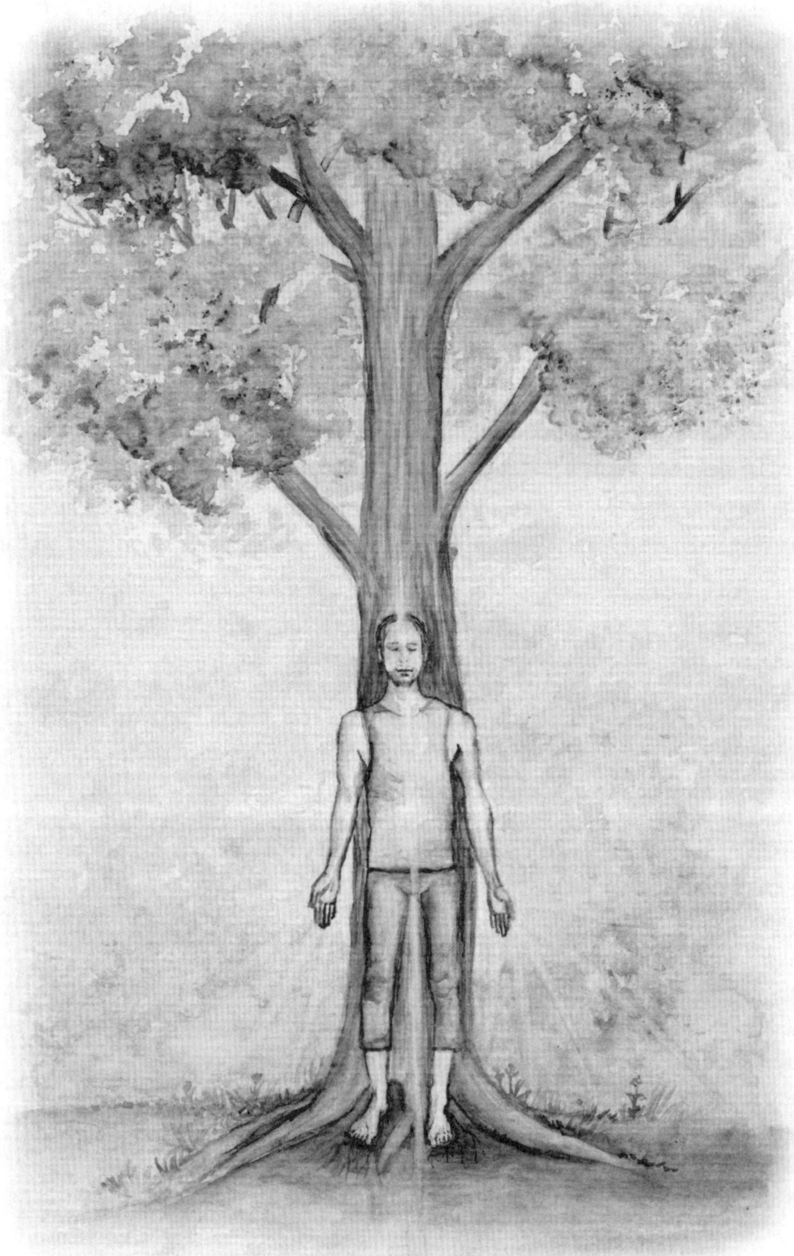

Fühle den Kontakt deiner Fußsohlen zur Erde. Vielleicht merkst du, dass diese Verbindung zur Erde auch die Basis deiner Aufrichtung ist. Wenn du magst und du Zugang zu dieser Vorstellung hast, dann fühle, wie aus deinen Fußsohlen kleine feine Wurzeln tastend in die Erde hineinwachsen; weiter und weiter, tiefer und tiefer, durch die Humusschicht und die verschiedenen Gesteinsschichten hindurch. Zugleich fühle diese Aufrichtung, fühle, wie sich dein Haupt in den Himmel erhebt. Fühle deinen ganzen Körper.

Du kannst dieses Stehen wie ein Baum um die folgenden Übungen erweitern:

In der Mitte des Baumes

So stehend, lehne dich nun mit deinem ganzen, gerade aufgerichteten Körper nach vorne – gerade so weit, dass du nicht umfällst. Die gesamte Fußsohle bleibt in Kontakt mit der Erde, doch du kannst merken, wie sich das Gewicht auf den vorderen Bereich der Füße verlagert.

Nach ein paar Atemzügen, bewege deinen Körper langsam wieder zurück, durch die Mitte hindurch und weiter zurück. Lehne deinen ganzen Körper zurück, soweit dir das möglich ist, ohne umzufallen. Merke, wie sich erneut das Gewicht in den Fußsohlen verlagert, der Kontakt zur Erde sich verändert.

Verweile dort ein paar Atemzüge und bewege den Körper langsam wieder nach vorne, in die Mitte. Von dort aus lehne deinen ganzen Körper etwas nach links, beobachte, wie das Gewicht sich in den Fußsohlen verlagert.

Nach ein paar Atemzügen bewege deinen Körper langsam wieder zurück, durch die Mitte hindurch und nach rechts. Fühle deine Fußsohlen und verweile auch hier für ein paar Atemzüge. Bewege dich dann langsam wieder zurück zur Mitte. Finde deinen Stand in der Mitte. Fühle, was es heißt, »in der Mitte zu sein«.

Der Baum in der Mitte

So stehend, fühle deine Aufrichtung, den ganzen Körper, von den Fußsohlen bis hin zum Scheitel. Gehe nun mit deiner Aufmerksamkeit zur rechten Seite deines Körpers. Fühle deine ganze rechte Seite. Für ein paar Atemzüge... deine ganze rechte Seite.

Gehe dann mit deiner Aufmerksamkeit zur linken Seite deines Körpers. Fühle die ganze linke Seite...

Nach ein paar Atemzügen fühle deine rechte Seite und deine linke Seite zusammen. Wahrscheinlich fühlen sie sich sehr unterschiedlich an. Vielleicht fühlt es sich so an, als wäre eine Seite näher, die andere weiter weg... Bemerke das. Vielleicht ändert sich dies schon ein wenig... allein durch deine Wahrnehmung.

Und nun fühle den Bereich, in dem sich deine rechte Körperseite und deine linke Körperseite berühren. Fühle die Mitte deines Körpers. Zwischen der rechten und der linken Körperseite ... die Mitte deines Körpers.

Der Tanz des Baumes im Wind (Variante von Tandava)

Stehe wie ein Baum und fühle den Kontakt deiner Fußsohlen mit der Erde. Stelle dir vor, dass deine Fußsohlen tief in der Erde verwurzelt sind. Fühle, wie du fest und sicher stehst und wie dein Körper zugleich ganz flexibel und beweglich ist.

(Das ist kein Widerspruch. Drücke mal deine Knie ganz durch und lasse dich von einem Begleiter ein wenig schubsen. Dann gib in den Knien etwas nach und lasse dich erneut schubsen. Du wirst merken, dass du sehr viel stabiler stehst, wenn dein Körper flexibel und durchlässig ist.)

Fühle den Wind, die Luft auf deiner Haut und lasse dich ganz sanft bewegen. Die Füße bleiben, wo sie sind, dein Körper gibt den spontanen Bewegungsimpulsen nach. Lasse die Bewegungen, die entstehen, langsam und sehr bewusst sein... Der ganze Körper ist nun in Bewegung, die Füße fest auf der Erde. Vielleicht entdeckst du ganz ungewohnte Bewegungen. Folge den Impulsen.

Bewege deinen Körper. Sollte dein Impuls sein, stehenzubleiben, bewege deinen Körper dennoch weiter – vorbei an deinen Widerständen (ohne dagegen zu sein), bewege deinen ganzen Körper in diesem Tanz.

Vielleicht entstehen Bewegungsfolgen, die du wiederholen möchtest, vielleicht ist es immer wieder neu, kein Wind gleicht dem anderen... Bewege dich in diesem Wind. Genieße die Sinnlichkeit deiner Bewegung, sei anwesend darin ... ganz in deinem Körper.

Der Fuchsgang

Die Haltung, die wir einnehmen, die Art, wie wir uns durch das Leben bewegen, bringt sehr vieles zum Ausdruck. In deinem Körper sind so viele Geschichten gespeichert. Er erzählt von deiner Haltung dem Leben gegenüber, deiner Befindlichkeit, deinen Konditionierungen durch die Gesellschaft.

Magst du ihm lauschen lernen? Kann deine Bewegung ganz natürlich sein? Schwingst du in Resonanz mit der Umgebung, in der du dich bewegst? Ist deine Bewegung ein Ausdruck der Trennung oder ein Akt der Kommunikation mit der Landschaft? Wie gehst du durch dein Leben? Marschierst du zielgerichtet von einem Ort zum nächsten oder bist du anwesend im Gehen, kann dein Weg zugleich auch immer wieder Ziel sein? Oder tanzt du gar mit Leichtigkeit und Anmut durch dein Leben? Berührst du mit jedem Schritt die Erde?

Als kleine Kinder sehen wir die Großen durch das Leben gehen – wir schauen ihnen zu und versuchen, es ihnen gleichzutun. Irgendwann führen unsere beschwerlichen Versuche schließlich zum ersehnten Erfolg, und wir lernen, zu gehen wie sie. Wenn wir in einer Gesellschaft groß werden, die sich vom natürlichen Fluss der Natur abgeschnitten hat, werden wir eine Art des Gehens lernen, die eben das zum Ausdruck bringt und unsere natürlichen Bewegungsabläufe vergessen. Wir folgen einem Muster der Linearität, die sich immer wieder auf ein Ziel ausrichtet und das Gehen und alle anderen Handlungen dafür nutzt, irgendwie dorthin zu gelangen. Zumeist setzen wir dabei zuerst die Ferse auf und rollen den Fuß von hinten nach vorne ab; zügig marschieren wir auf unser Ziel zu. Dieser Gang ist ziemlich hart, jeder Schritt bringt eine Erschütterung in unseren Körper und vor allem unser Skelettsystem. Jeder Schritt erzeugt eine Lautheit in uns und um uns herum.

Doch wie bewegst du dich, wenn du nicht auf ein Ziel zueilst, sondern in jedem Schritt anwesend bist, alle deine Sinne wach sein lässt für den Wald um dich her, wenn du die Tiere nicht aufstören und die Pflanzen nicht zertreten magst? Wie bewegst du dich, wenn du barfuß durch den Wald gehst und mit den Füßen behutsam die Erde abtastest?

Wahrscheinlich wirst du dann den Ballen oder dessen Außenkante zuerst aufsetzen, dein Fuß wird entspannt sein und langsam von vorne nach hinten abrollen. Dein Gang wird sehr fließend sein und frei von Erschütterungen in deinen Gelenken. Der »Ballengang« kommt uns oft sehr anstrengend vor, weil wir nicht gewohnt sind, in dieser Weise zu gehen (und unser Schuhwerk dies zudem meist verhindert). Unserer Fußsohle fehlt es an Spannkraft, die Muskeln sind degeneriert. Viele Gelenkbeschwerden lassen sich alleine durch häufiges Barfußgehen und den bewusst geübten Ballengang beheben. Und wenn du eine Weile so gehst, wird etwas sehr Merkwürdiges geschehen: Du wirst merken, dass sich eine ganz natürliche Entschleunigung einstellt, dass du auf einmal die Landschaft mit ganz anderen Augen siehst, deinen Körper in einem harmonischen Fließen wahrnimmst, welches nicht vom Fließen in deiner Umgebung getrennt ist. Vielleicht wirst du feststellen, dass die Tiere des Waldes dich ebenfalls ganz anders wahrnehmen.

Eine besondere Form des Ballengangs ist eine Art Pirschen. Die Apachen nannten ihn den »Fuchsgang«, und als solcher wird er in den Wildnisschulen in Anlehnung an Tom Brown jun. gelehrt. Natürlich geht ein Fuchs nicht auf zwei Beinen wie wir, doch er ist ein Meister darin, sich in lautloser Eleganz durch die Landschaft zu bewegen, eins mit seiner Umgebung. Er ist ein Meister darin, sich unbemerkt an seine Beute anzuschleichen. Und das dient nicht nur seinem Überleben, sondern kann ihm richtig Spaß machen:

Ich beobachtete einmal einen Fuchs, der sich an eine Gruppe von Kälbern heranschnürte, die an einem warmen Sommertag etwas träge und abseits von der grasenden Herde auf der Wiese lagen. Die Kälber bemerkten den Fuchs erst, als er sich schon mitten unter ihnen befand. Sie bekamen einen Riesenschreck und stoben auseinander. Der Fuchs sprang in freudigen Sprüngen davon. Als die Kälber wieder ruhig wurden, wiederholte er sein Spiel – das ganze noch zwei weitere Male. Er hatte gar nicht im Sinn zu jagen (zumal die Kälber ja viel zu groß für ihn sind) sondern einfach Spaß an diesem Spiel.

Der Fuchsgang

Für das Üben des Fuchsgangs komme in einen gelösten aufrechten Stand; stehe wie ein Baum. Gib nun noch ein bisschen mehr in den Knien nach, verlagere dein Gewicht auf ein Bein. Wenn du gut und sicher stehst, hebe nun dein anderes Bein etwas an. Setze den Fuß nun langsam mit der Außenkante deines Ballens vor dir auf. Das Gewicht befindet sich nach wie vor auf dem einen Bein. Mit dem Ballen des anderen gehe nun in Fühlung mit der Erde, ertaste die Beschaffenheit des Untergrundes, und ganz langsam rolle nun von vorne her deinen Fuß auf der Erde ab. Verlagere dabei behutsam und ohne ein Geräusch zu erzeugen, dein Gewicht auf den vorderen Fuß. Erst, wenn du dein ganzes Gewicht auf den vorderen Fuß verlagert und einen sicheren Stand gefunden hast, hebe deinen hinteren Fuß und setze ihn auf dieselbe Weise vor den anderen.

Wenn du dich eine Weile auf diese Weise durch die Landschaft bewegst, wird sich eine sehr feine Intensität in deiner Bewegung einstellen. Sie wird sehr fließend und weich sein, wie ein Tanz – und zugleich sehr konzentriert und in deiner Aufmerksamkeit gebündelt. Du bewegst dich in Zeitlupe, deine Muskeln in einer eutonen Spannung, weder entspannt noch übermäßig angespannt.

In dieser fließenden Bewegung stellt sich vielleicht – obwohl du sehr bewusst mit deinen Füßen die Erde berührst – ein sanft schwebendes Gefühl ein. Wenn du etwas geübter im Fuchsgang bist, wirst du merken, dass dein Geist so still wird wie dein Gang. Da ist kein Lärm mehr in deinen Gedanken, mit dem du vielleicht oft nicht nur dich selber, sondern auch deine Umgebung störst und erschreckst. Die Tiere des Waldes werden dich nicht mehr als fremd wahrnehmen, sondern eins mit ihnen. Du bewegst dich im Einklang mit deiner Umgebung, sehr still, sehr fein – es entsteht eine Asana in Bewegung, in einem sehr ursprünglichen Sinn.

Hüter der Tiere

In Nepal ist Jungali die Göttin des Waldes. Zugleich ist sie die Mutter Natur, die uns nährt. Viele Krankheiten werden von Jungali geschickt, wenn wir uns aus dem Einklang mit Mutter Natur entfernt haben, und sie sind gleichsam Wegweiser zurück. Shikari, der Jäger, ist der Gefährte Jungalis, sein Attribut ist der Bogen, sein Tier der Hirsch. Damit weist Shikari einige Gemeinsamkeiten mit unserem alten keltischen Gott (einer seiner Namen war vermutlich Cernunnos) auf. Auch er gilt als »Hüter der Tiere« und wird mit einem Geweih dargestellt. Er ist auch »der Grüne Mann«, Gottheit der Vegetation. In der griechischen Mythologie vereint die Göttin Artemis Eigenschaften von Jungali und Shikari. Auch sie gilt als Göttin des Waldes und Hüterin der Tiere, und sie steht den Gebärenden und Hebammen bei. Zudem wurde eine ganze Gattung von Heilpflanzen (Artemisia) nach ihr benannt. Ihr silberner Bogen steht zugleich für die Mondsichel. Artemis ist wild, frei und ungezügelt; sie ist eine Kriegerin.

In der nachfolgenden Asana verbinden wir uns mit der Kriegerenergie in uns. Wir verbinden uns mit den uralten Hütern der Tiere. Ein geistiger Krieger muss gar nicht kämpfen, ist jedoch vollkommen anwesend in seiner Kraft und Mitte, an ihm führt kein Weg vorbei. Er handelt nicht aus Verbitterung, sondern aus der Liebe zum Leben. Können wir uns mit dieser Energie, mit dieser Liebe und Klarheit schützend vor die Wälder stellen und den brandrodenden Invasoren, den Holzindustriellen und Soja- und Palmöl-Anbauern die Augen öffnen für die Schönheit und den unermesslichen Reichtum des Waldes und seiner Bewohner? Können wir Kriegerin und Krieger sein?

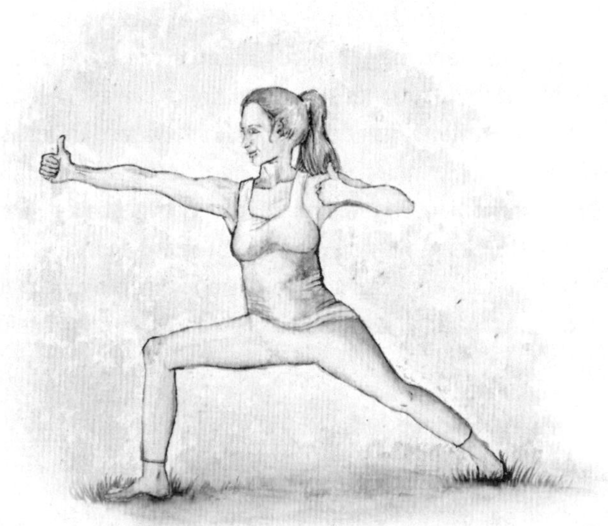

Hüter der Tiere (Variante von Virabhadrasana)

Für die Ausübung der Asana komme in einen festen Stand, die Beine sind mehr als schulterbreit gegrätscht. Hebe nun einatmend deine Arme, bis sie parallel zur Erde sind.

Drehe nun ausatmend deinen linken Fuß um 90°, so dass die Zehen von dir weg weisen. Gleichzeitig drehe deinen Kopf nach links und schaue zu deiner linken Hand. Diese balle nun zur Faust und stelle sie auf als würdest du einen imaginären Bogen halten (vielleicht ist es der silberne Bogen der Artemis?); der Daumen ist aufgestellt.

Beuge nun dein linkes Knie, so dass der Unterschenkel senkrecht zur Erde steht und der Oberschenkel parallel dazu ist. In der rechten Hand halte deinen imaginären Pfeil, lege ihn in den Bogen und spanne deine Sehne. Die Faust deiner rechten Hand bringe in etwa vor die Mitte deiner Brust. Halte eine Spannung in den Armen. Der Blick geht entspannt aber kraftvoll über die linken Daumenspitze in die Weite. Fühle deine Kraft und Klarheit in dieser Haltung. Nichts und niemand kann dich von deinem Ziel abbringen, von dieser vollkommenen Gerichtetheit und Fokussierung.

Deine Beine mögen zittern, du bleibst anwesend und schaust dem zu. Dein Verstand mag rebellieren und protestieren. Du diskutierst nicht mit ihm, du schaust ihm zu. Komme, was wolle. Du bist der Krieger, wirst zum Hüter des Waldes, zum Hüter der Tiere selbst.

Wenn die Zeit gekommen ist (vielleicht nach etwa drei Minuten), lasse langsam deinen Bogen sinken, komme ins Stehen. Wenn du magst, schüttle deine Beine ein wenig aus und spüre nach. Wenn du so weit bist, führe die Asana zur anderen Seite hin aus. Vielleicht magst du die Asana auch als Gruß an die vier Richtungen ausführen.

Das Große Verbeugen (Maha Mudra)

Setze dich in bequemer Position an einen Platz in der Natur. Wähle am besten den Schneidersitz, aber auch der Fersensitz ist möglich. Achte darauf, den Rücken aufzurichten. Vielleicht nutzt du ein Kissen unter deinem Po. Spüre die Aufrichtung, deine Aufrichtigkeit und deine Wahrhaftigkeit.

Betrachte erst mal deine unmittelbare Umgebung, nutze dabei das defokussierte Sehen (erklärt wird das im Kapitel mit den Wahrnehmungsübungen unter »Eulenblick«). Nimm die kleineren und größeren Bewegungen um dich herum wahr. Betrachte das Spiel der Natur. Wenn du schon längere Zeit an diesem Platz sitzt, dann nehmen die Tiere um dich herum, dich nicht mehr als Bedrohung wahr. Du kannst eins werden mit der Natur.

Lasse deinen Atem frei fließen. Beobachte, wie sich der Brustkorb hebt, dich weiter aufrichtet, und wie sich dein Brustkorb wieder leicht senkt, ohne, dass deine Aufrichtung darunter leidet. Spüre den Atemstrom in deinem Körper. Entscheide selbst, ob du an dieser Stelle die Augen schließen möchtest.

Achte nun auf das Fließen in deinem Körper. Nimm wahr, wie die Elemente Erde und Luft (vielleicht sogar Wasser) dich berühren. Die Erde spürst du unter dir in der Verwurzelung mit deiner Heimat. Sitzt du gerade an einem Ort, an dem du dich zuhause fühlst? Lass dich von der Luft auf deiner Haut berühren. Vielleicht spürst du einen kleinen Schauer auf deiner Haut. Fühle deine Verbindung zu allem und jedem.

Wenn du diese Verbindung wahrnehmen kannst, ertaste mit deinen Fingern den Boden vor dir und neige dich langsam aus der Hüfte heraus mit einer Ausatmung nach vorne. Tu dies, ohne dass du deine Beine neu ausrichtest. Vielleicht kannst du mit deiner Stirn die Erde berühren. Lasse dich sinken, ganz ohne Anstrengung. Versuche dich in deiner Hingabe auf das Stille und Feine auszurichten. Mache die Geste der Verneigung ganz normal, ganz natürlich, als ob es das Einfachste und Normalste überhaupt wäre. Du verneigst dich vor dieser Fülle. Wenn du in diese Natürlichkeit eintauchst, kannst du die Fülle in ihrer Gänze wahrnehmen.

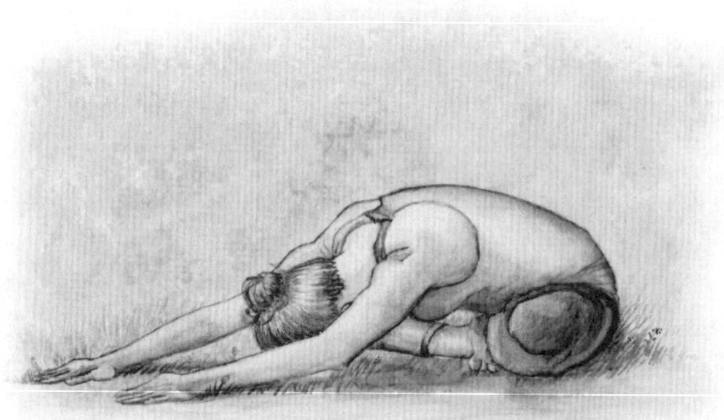

Das Verbeugen ist eine Geste der Verneigung vor der Schöpfung.

Lasse dich noch weiter sinken und gib dich den Elementen um dich herum hin. Du bist Teil dieser Schöpfung. Die Elemente, die deinen wunderbaren Körper formen, bilden auch die unzähligen Formen um dich herum. Du bist nicht davon getrennt, du warst niemals davon getrennt und wirst niemals davon getrennt sein.

Entscheide selbst, wann es Zeit ist, dich mit einer Einatmung wieder aufzurichten.

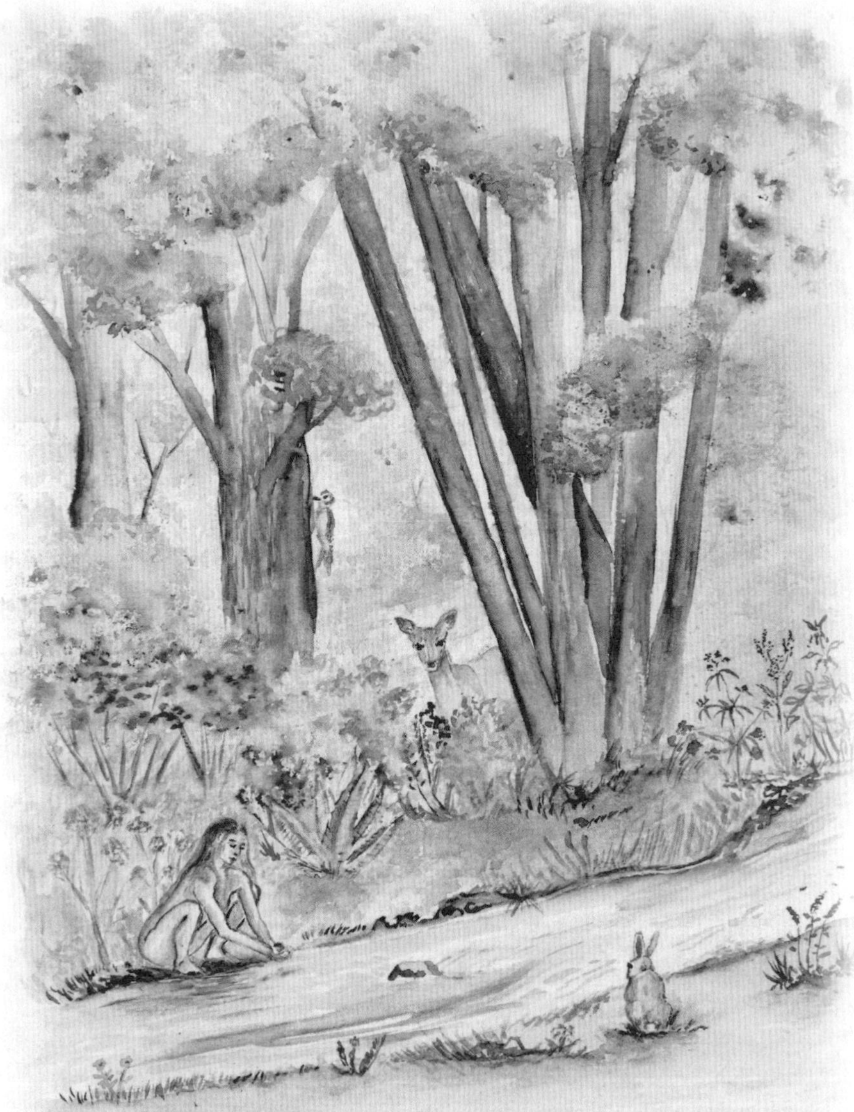

Wald-Wahrnehmung mit allen Sinnen

Von der Atemwelle getragen, tauchen wir tief in den Körper ein, der uns zu einem Tor in die Wirklichkeit dieses gegenwärtigen Augenblicks wird. Und bestimmt hast du bereits erfahren, dass deine Körpererfahrung ganz untrennbar mit der Landschaft verwoben ist, die dich umgibt. Deine körperlich erfahrbaren Sinne sind dir Fenster in die Welt. Wenn du deinen Körper wahrnimmst, nimmst du die Umgebung deines Körpers ebenfalls wahr, beziehungsweise die Umgebung erschließt sich dir über die Wahrnehmung deines Körpers, während du deinen physischen Körper über die Berührung mit der Umgebung wahrnimmst. »Erde« fühlst du zuallererst über die Berührung deines Körpers mit der Erde. An anderer Stelle haben wir gesehen, dass der Prozess der Wahrnehmung nicht einseitig ist, sondern sich in einem wechselseitigen Dialog mit der uns umgebenden Natur vollzieht, der sich schließlich im tiefen Erfahren von Einheit auflöst.

Wahrnehmung geschieht unentwegt. Fortwährend tragen unsere Sinne uns Eindrücke zu, die mit den Bildern, die wir uns vom Leben bereits gemacht haben, abgeglichen werden. Dabei gibt es viele Kriterien, nach denen sie in Sekundenbruchteilen bewertet und kategorisiert werden: bekannt, unbekannt, wichtig, unwichtig, hilfreich, nicht hilfreich, angenehm, unangenehm und so weiter. Auf diese Wahrnehmungen reagieren wir (zumeist unbewusst), treten wir handelnd in die Welt. – Brauchen wir davon wirklich noch mehr? Ist unser Geist nicht sowieso schon völlig von all den vielfältigen Wahrnehmungen reizüberflutet? Ist da nicht der »Rückzug der Sinne« (eine oft zu findende Übersetzung von »Pratyahara«*) sinnvoll, der in vielen Yogaschulen propagiert wird?

* »Pratyahara« ist eine der acht Stufen des Yoga, die Patanjali in seinem zweiten Buch beschreibt und auf die sich die meisten Yogaschulen berufen.

Wenn wir unsere Yogaschüler fragen, was sie sich von der Yogastunde wünschen, ist die Antwort: der Wunsch nach Tiefenentspannung. Viele Menschen fühlen sich von der Fülle der Sinneseindrücke und der verstandesmäßigen Verarbeitung überfordert und suchen eine Lösung in Abschottung und Betäubung. Sie meinen, wenn sie tiefenentspannt sind, bekommen sie von den Eindrücken der Welt um sie herum und ihrem eigenen »Kopfkino« nichts mehr mit. Wenn wir uns Scheuklappen aufsetzen und unsere Entspannung davon abhängt, dass die Sinneseindrücke vermindert sind, sind wir nicht wirklich entspannt. In der Praxis von Yoga lernen wir, unabhängig von diesen Eindrücken und dem Sog der Gedanken anwesend zu sein und das, was ist, unmittelbar zu erkennen.

Ja, unser Geist ist tatsächlich überfordert mit der »Verarbeitung« all der Eindrücke, die uns zudem noch nicht einmal bewusst sind. Da muss er ein wenig »vereinfachen«, da helfen ihm seine Kategorien, dann braucht er auch gar nicht alles so genau wahrzunehmen, sondern kann über eine schnelle Interpretation ein wenig abkürzen. Der Arme! Genau hierin liegt ja das Problem. Einer meiner Lehrer beschrieb den Geist als den Hausmeister. Der Arme kommt ganz schön ins Schwitzen, weil der Hausherr nämlich meist gar nicht zu Hause ist. Nun muss sich der Hausmeister als Hausherr aufspielen, und damit ist er restlos überfordert! Nun den Hausmeister hinauszuwerfen ist nicht die Lösung. Sorgen wir lieber dafür, dass der Hausherr zu Hause ist. Der Hausmeister »verschwindet als Herr, aber er bleibt als Diener«. (Osho 2012, 32).

Kannst du merken, wie sich deine Wahrnehmung verändert, wenn du anwesend bist? Der Geist wird weiterhin Bilder von der Wirklichkeit machen und diese sortieren – lass ihn, er braucht das, und in seinem Rahmen ist es auch seine Aufgabe. Doch kannst du fühlen, wie wenig sein Tun mit der Wirklichkeit dieses Augenblicks zu tun hat? Je tiefer du anwesend bist, desto mehr verblasst sein Handeln und tritt in den Hintergrund. Deine Wahrnehmung wird nun wirklich zur Wahr-Nehmung, das heißt, du nimmst das, was *wahr* ist (anstelle von Bildern). Diese Wahrnehmung ist sehr fein, sehr still und sehr unmittelbar.

Lasse deine Sinne, deinen Körper das Tor für die Wald-Wirklichkeit sein. Und du wirst merken, dass schließlich nicht einmal mehr ein Dialog mit dem Wald stattfindet (der beinhaltet immer noch die Trennung, die Zweiheit, das Abbild). – Jetzt kannst du die bewusste Schulung deiner Sinne, die bewusste Verbindung mit der Landschaft nutzen, um zu erfahren, wie das Wahrnehmende und das Wahrgenommene eins sind.

Sehen

Das Sehen ist zumeist jener Sinn, der im Alltag am meisten beansprucht wird. Über unsere Augen kontrollieren wir alles oder versuchen das zumindest. Und es ist auffallend, wie schwer es uns fällt, diesen Sinn, wenn auch nur für kurze Zeit, aufzugeben. Wenn wir in unseren Yogastunden die Teilnehmer dazu anleiten, ihre Augen zu schließen, fällt es gerade zu Beginn vielen Menschen schwer, dem zu folgen. Die Augen zu schließen erfordert Vertrauen. Doch ist dir schon einmal aufgefallen, dass du gar nicht *nicht* sehen kannst? Und – auf einer anderen Ebene – dass du siehst, aber gar nicht siehst?

Vielleicht glaubst du, das Sehen bräuchtest du gar nicht zu üben, da es dir ja quasi in die Wiege gelegt worden ist – zumindest den meisten Glücklichen von uns. Doch hast du schon einmal bemerkt, wie viele Menschen Probleme mit dem Sehen haben, Sehhilfen benötigen, künstliche Tränenflüssigkeit oder andere Unterstützung?

Unser Sehen ist im Alltag oft sehr einseitig. Wenn wir bei fehlendem Tageslicht auf Bildschirme starren, ermüdet das die Augenmuskulatur und trocknet unsere Augen aus. Zudem ist unsere Art zu sehen oft sehr aktiv und nach außen gerichtet, seltener schauen wir nach innen – wir »werfen unseren Blick« auf etwas oder jemanden. Dies ist ein Akt des Erobern-, des Kontrollieren-Wollens. »Sehen und gesehen werden«, darum geht es auf der Ebene menschlichen Gruppenbewusstseins; doch leider sehen wir dabei oft mehr den »Schein« als das »Sein«.

Auch wenn wir im Sinne von Yoga ganz in den »Augen-Blick« eintauchen, geht es darum, zu sehen und gesehen zu werden. Doch uns interessiert nicht die Oberfläche, sondern die Tiefe des Seins. Und die nehmen wir kaum wahr, wenn wir unseren Blick irgendwo hinwerfen, sondern dann, wenn wir unsere Augen entspannen und unser Sehen ganz rezeptiv werden lassen. Unsere Augen sind ein Tor zur Seele. Wenn wir einander in die Augen schauen, können wir einander zutiefst erkennen, die Seele berühren. Doch können deine Augen auch Eintrittspforte *zu* deiner Seele sein? Kannst du dich von der Welt, die du siehst, berühren lassen? Berührt das, was du siehst, deine Seele? Hast du Lust, deinen Sehsinn zu erforschen?

Dann lasse uns wieder sehen lernen.

Das innere Licht sehen

Finde einen Platz im Wald, an dem du dich wohlfühlst, und nimm dort eine bequeme Körperhaltung ein. Wenn du magst, schaue dich an diesem Platz ganz bewusst um, betrachte die Pflanzen und Tiere, den Lichteinfall, die Farben...

Nun schließe deine Augen. Vielleicht fällt dir das hier draußen schwerer als in einem Innenraum, vielleicht empfindest du es auch als wohltuend. Vielleicht fällt dir auf, dass nun die Klänge und Geräusche mehr in dein Bewusstsein dringen.

Und vielleicht meinst du, du würdest nun nichts mehr sehen. Doch schaue jetzt einmal ganz bewusst in diesen Raum hinter deinen geschlossenen Augenlidern. Dieser Raum heißt im Yoga »Chidakash«. Schaue in diesen Raum, ohne dich dort hineinziehen zu lassen. Ziehe die Kraft des Sehens ein wenig zurück, so als würdest du von der Mitte deines Kopfes aus durch deine beiden geschlossenen Augenlider schauen. Vielleicht fühlst du in dem einen Auge mehr Kraft als in dem anderen Auge oder eines fühlt sich näher an als das andere. Vielleicht balanciert sich das ein wenig aus.

Wenn dies ohne Anstrengung möglich ist, rolle deine Augäpfel ganz leicht nach innen oben – als wolltest du von innen auf den

Punkt zwischen deinen Augenbrauen schauen. Und nun schaue, was du hier siehst.

Vielleicht scheint dieser Raum zunächst einfach schwarz. Doch bei genauerem Hinsehen kannst du vielleicht sehen, dass dieses Schwarz gar nicht wirklich schwarz ist und dass sich Lichtpunkte darin befinden. Wahrscheinlich bewegen sich diese Lichtpunkte. Vielleicht erscheinen sie zunächst eher gräulich, doch wenn du genauer hinschaust, kannst du vielleicht erkennen, dass diese Lichtpunkte farbig sind. Vielleicht beginnen sie auch, sich in einer bestimmten Weise zu bewegen oder zu sammeln.

Wie auch immer sie sich jetzt gerade zeigen, beobachte das. Betrachte die Bewegung der Lichtpunkte in Chidakash, dem Raum hinter deinen geschlossenen Augenlidern.

Nach einer Weile nimm einen tiefen Atemzug und öffne langsam wieder deine Augen. Sieh dich um an diesem Ort... die Farben... die Formen... das Licht...

Der Blick des Hausmeisters

Bitte einen Freund, dich ein wenig durch den Wald zu führen. Schließe dabei deine Augen oder lasse sie dir verbinden. Du wirst merken, wie deine anderen Sinne sehr wach werden; mit den Füßen tastest du wahrscheinlich mehr oder weniger achtsam den Untergrund ab, du lauschst auf die Geräusche. – Wie ist es, dich führen zu lassen? Vertraust du deinem Freund? Fühlst du dich sicher an seiner Seite? Genießt du es, dich einfach einmal führen zu lassen? Oder ist dir diese Rolle eher unangenehm? Gehst du genauso sicher, als könntest du sehen, oder gehst du eher vorsichtig? Ja, was bedeutet eigentlich Vor-Sicht?

Kannst du merken, wie du dir Bilder von der Situation machst, noch bevor eine Situation eingetreten ist? Vielleicht auch Bilder von möglichen Gefahren, die auf dich zukommen könnten (oder auf die du gerade blindlings zustolperst); Bilder, wie die Erde aussieht, über die du gerade läufst, die raschelnden Geräusche, die beim Gehen entstehen... und dazu ein passendes inneres Bild von Laub auf dem Waldboden.

Das weiche Gehgefühl... ein Bild von Moos. Das kleine Hindernis, über das dein Freund dich vielleicht gerade behutsam hat steigen lassen... dazu gibt es ein passendes Bild von einem dicken Ast, der querliegt. Wahrscheinlich wirst du auch ein inneres Bild dazu haben, wie weit und in welche Richtung(en) ihr nun gegangen seid... und so weiter.

Jetzt kannst du die Tätigkeit deines »Hausmeisters« sehr genau beobachten. Er hat für alles und jedes ein passendes Bild parat. Fehlen ihm Wahrnehmungsaspekte, so ergänzt er die Wahrnehmung einfach um das Fehlende und vervollständigt sein Bild von der Wirklichkeit. Vielleicht erkennst du nun auch, wie hilfreich das sein kann. Dein Hausmeister sorgt dafür, dass du nicht einfach blind durchs Leben stolperst, sondern eine Orientierung behältst.

Doch verwechsle nun nicht diese Bilder mit der Wirklichkeit!

Deine Augen sind jetzt geschlossen, doch ist dir bewusst, dass auch dann, wenn sie offen sind, deine altbekannten Bilder oft an die Stelle wirklichen Sehens treten? Wie könntest du ein Abenteuer erleben, wenn du alles schon im Voraus weißt und ein passendes Bild vor die Unmittelbarkeit deiner Wahrnehmung legst?

Lasse dich nun von deinem Freund zurück an den Ausgangsort führen. Nimm dort die Augenbinde ab und bitte deinen Freund, genau denselben Weg, den ihr gerade gegangen seid, in derselben Geschwindigkeit noch einmal mit dir zu gehen. Betrachte jedes Detail des Weges. Vielleicht sieht manches ganz genauso aus wie das Bild, das du dir von dieser Stelle gemacht hast; manches sieht vielleicht vollkommen anders aus... Nicht immer bilden die Bilder, die wir uns machen, die Wirklichkeit ab.

Der Eulenblick – defokussiertes Schauen

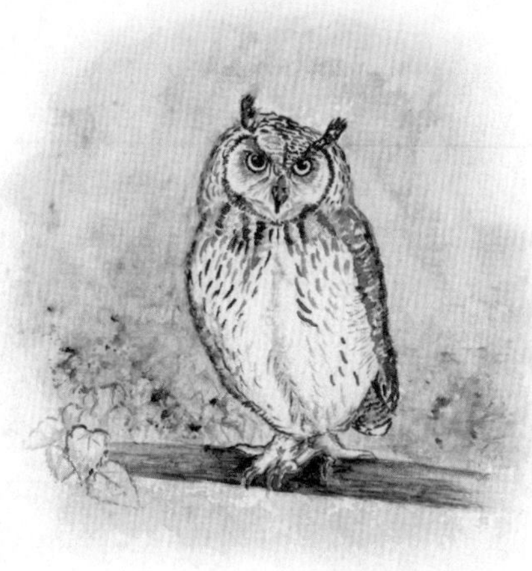

Um die Eulen ranken sich viele Geschichten. Und viele ambivalente Empfindungen sind mit der Eule verbunden. Ihr Ruf verheißt manchem nichts Gutes; kündet er vom nahenden Tod? Möchte er dich in die Unterwelt locken? Oder in die geheimnisvolle Waldwildnis? Macht dir das Wilde Angst oder weckt es in dir die Lust aufs Abenteuer? Lockt dich das Unbekannte?

Die Eule ist ein Vogel der Nacht, die Dunkelheit ihr Element. Wenn wir unsere eigenen Schatten abspalten, den dunklen Urgrund verneinen, dann kann uns ein Vogel, der im Dunkeln sieht, nur unheimlich sein – denn dort haben wir ja schließlich versteckt, was nicht gesehen werden soll. Die Sinne der Eule sind wach – auch und ganz besonders dann, wenn andere schlafen. Sie verfügt über ein ausgesprochen gutes Gehör, und ihrem Blick entgeht nichts. So wundert es nicht, dass sie zugleich als Inbegriff der Weisheit gilt, als Totemtier der Heiler und Hebammen – auch sie scheuen den Gang in die Dunkelheit nicht und sehen, was anderen verborgen bleibt. – Soviel zur Eulen-Mystik.

In der Wirklichkeit des heutigen Waldes findet die Eule immer weniger Lebensräume, so ist es ein Grund zur Freude, wenn wir ihren Ruf vernehmen. Sie kann übrigens bei völliger Dunkelheit gar nicht sehen, doch aufgrund einer größeren Lichtempfindlichkeit ihrer Augen (sie hat viel mehr »Stäbchen« als wir) kann sie im Zwielicht sehr viel besser sehen als wir (je nachdem, wie wir schauen). Ihre Augen sind groß, nach vorne gerichtet und unbeweglich (die Augäpfel sind fest mit dem Schädel verwachsen). Dadurch, dass die Sehfelder beider Augen überlappen, ist ihr räumliches Sehen ausgesprochen präzise.

Der Eulenblick

Wenn du magst, schließe für einen Moment deine Augen und lege deine Handflächen darüber. Tauche in diese wohltuende Dunkelheit ein, fühle die Wärme deiner Hände.

Dann nimm deine Hände von den Augen, die du nun langsam öffnest, und schaue, ohne zu schauen – das heißt, ohne in deiner gewohnten Weise den Blick an etwas zu heften, ohne scharf hinzuschauen. Lasse deinen Blick ganz weich, ganz weit sein.

Vielleicht magst du für eine Weile einfach so schauend an einem Ort verweilen, vielleicht möchtest du durch den Wald gehen... Anfangs wirst du vielleicht immer wieder der Versuchung erliegen, das ein oder andere zu fokussieren; es erfordert etwas Übung, so zu schauen, alle Kontrolle aus dem Blick zu nehmen, ohne dabei den Blick von der Welt abzuwenden. Ohne Kontrolle, ohne Fokus zu schauen, heißt nicht, dass du nichts mitbekommst, im Gegenteil: Du bist nun sehr rezeptiv, dein Sichtfeld ist sehr weit, selbst kleinste Bewegungen am Rande deines Sichtfeldes entgehen dir nicht. Wenn du mit einer Gruppe von Menschen so schauend im Kreis sitzt, wirst du jeden einzelnen im Kreis wahrnehmen, jede noch so kleine Bewegung, jedes Zucken mit dem kleinen Zeh – und das selbst oder gerade dann, wenn es etwas dämmrig ist. Vielleicht siehst du nun auch, dass alles, jeder Baum und jeder Grashalm, von einem Lichtschein umgeben ist. Dein Blick ist weit und weich und nach vorne ausgerichtet, ohne zu fokussieren.

Das Spiel mit dem Augen-Blick

Spaziere ein wenig durch den Wald und lasse deinen Blick schweifen. Merke, wie der Blick mal hier, mal dort »hängenbleibt«. Vielleicht siehst du etwas Schönes, etwas, das deine Aufmerksamkeit ganz auf sich zieht. Wahrscheinlich ist dein Sehen nun sehr aktiv und in irgendeiner Form an den Wunsch gekoppelt, *haben* zu wollen – und sei es auch einfach bloß dieses schöne Bild.

Nun ziehe die Kraft des Sehens ganz bewusst zurück – so als würdest du von der Mitte deines Kopfes aus schauen – ohne deinen Blick von dem Objekt deiner Begierde abzuwenden. Schau einfach weiter, doch lasse den Blick weich und empfänglich werden.

Du hast deinen Blick auf etwas geworfen, was dir gefällt. Beobachte, was nun geschieht, wenn du ihn zurücknimmst.

Du bist aktiv schauend auf die Welt, auf etwas, das dir gefällt, oder auf jemanden, der dir gefällt, zugegangen, hast damit einen Impuls gesetzt. Und nun erlaubst du der Welt zu antworten, auch dich zu sehen und zu berühren. Kannst du dich zurücknehmen und dir und der Welt den Raum geben, so dass alles auf dich zukommen kann, so wie du auf deine Umgebung zugegangen bist?

Viele Menschen sind sich der Kraft ihres Augenlichts nicht bewusst und gehen mit einer unbewussten Eroberungshaltung durch die Welt. Damit verhindern sie, wonach sie sich zugleich sehnen: ehrlichen, echten Kontakt (auf Augenhöhe). Dieser entsteht im wechselseitigen Geben und Nehmen, Senden und Empfangen, Berühren und Berührt-Werden. Lasse dich von der Wirklichkeit des Waldes durch das Tor dieses Augen-Blicks berühren.

Ich ging einen kleinen Pfad entlang, da störte ich zwei Rehe auf, die in etwa zwanzig Metern Entfernung ästen. Ich freute mich, sie zu sehen, und die Energie meines Blickes ging zu ihnen hin. Die Rehe fingen meinen Blick auf und hatten den Impuls zu flüchten, doch in dem Moment, in dem ich die Energie bewusst zurücknahm und meinen Blick weich werden ließ, unterbrachen sie die Fluchtbewegung, waren für einen Moment etwas unsicher und ästen dann weiter. Eines der Rehe war noch nicht ganz beruhigt und schaute immer wieder zu mir herüber, nahm Witterung auf, äste weiter… hob erneut den Kopf… und kam dann langsam schrittweise auf mich zu, bis es schließlich in ungefähr zehn Metern Abstand vor mir stehend innehielt. Für eine Weile schauten wir uns an, dann drehte es sich etwas zögerlich um und kehrte langsam zum anderen Reh zurück.

Rehe können nicht besonders gut sehen; sie sind mehr auf ihr Gehör und ihren Geruchssinn angewiesen. Doch hast du schon einmal bemerkt, wie unglaublich sanft und freundlich der Blick eines Rehs ist?

Hören

»Am Anfang war Klang«, wie wir bereits bei der Beschreibung der Übung »Bienensummen« erfahren haben. Das ganze Universum ist von einer schöpferischen Klangschwingung durchdrungen, aus der heraus die mannigfachen Formen sich entfalten. Es heißt, in tiefer Meditation hätten einst die Yogis jenen Urklang vernommen, der die ganze Schöpfung erfüllt und hervorbringt; es ist der Klang des Mantras »Aum«. Auch das christliche »Amen« ist eine Erinnerung an diesen Urklang. Ebenso heißt es, all die Mantras seien nicht von Menschen »erfunden«, sondern »gehört« worden. Wenn die Lautheit unserer Gedanken verklingt und wir tief in den gegenwärtigen Moment eintauchen, erfahren wir die lebendige Stille und die Urschwingung des Seins.

Nach dem Fühlen ist das Hören unser ursprünglichster Sinn. Bereits in der sechzehnten Schwangerschaftswoche beginnt der Fötus, hörend seine Welt und die seiner Mutter zu erkunden, wohingegen sich seine Augen erst drei Monate später der Welt öffnen. Heute ist uns oft gar nicht bewusst, wie sehr wir noch immer hörend die Welt erkunden, wie sehr sie sich über den Hörsinn in ihrer Dreidimensionalität erschließt und das Hören uns Orientierung gibt. Unser Hören ist oft von unserem Sehsinn überlagert und ergänzt unsere optischen Eindrücke zusammen mit den anderen Sinnen zu einem ganzheitlichen Wahrnehmungserlebnis.

Wenn es heißt, dass wir auf unserem Weg der Heilwerdung einst Unabhängigkeit von unserer sinnlichen Wahrnehmung erlangen, so ist es von grundlegender Bedeutung, uns dieser Wahrnehmung zunächst einmal bewusstzuwerden. Dabei wirken sich unterschiedliche

Sinneseindrücke ganz unterschiedlich auf unser System aus. Es ist ein Unterschied, ob du neben einer lauten Straße wohnst (selbst, wenn du diese Geräuschkulisse gar nicht mehr bewusst wahrnimmst) oder mitten im Wald. Wir können durch Lärmbelastung krank werden – und wir können durch Klänge heilen.

Die Klänge des Waldes

Finde einen Platz im Wald und nimm dort eine bequeme Haltung ein. Wenn es dir möglich ist und du gut an deinem Platz angekommen bist, schließe deine Augen. Fühle deinen Körper und dessen sanfte Bewegung mit dem Kommen und Gehen des Atems... und richte nun deine Aufmerksamkeit auf die Klänge und Geräusche, die du vernehmen kannst.

Taste dich hörend von einem Geräusch zum nächsten: das am weitesten entfernte Geräusch... die Geräusche deiner näheren Umgebung... Von einem Geräusch zum nächsten...

Vielleicht merkst du, dass in dir zu jedem Geräusch ein dazu passendes Bild entsteht. Ein singender Vogel, ein Flugzeug am Himmel, ein Baum, der sich im Wind wiegt, eine Biene, ein Waldarbeiter mit einer Motorsäge, ein fließender Bach – eine ganze Fülle an Bildern stürzt auf dich ein, obwohl du deine Augen geschlossen hältst. Die Klänge ziehen dich mal hierhin, mal dorthin, und zu jedem gibt es ein Bild. Es ist eine ganze Diashow mit Bildern, die kaleidoskopartig miteinander verschwimmen, sich zu Filmen formieren. Dein Gehirn sucht in seiner Erinnerung nach ähnlichen Geräuschen und entsprechenden Erfahrungen. Sei dir der Wahrnehmung der Geräusche und der Bilder, die vor deinem inneren Auge auftauchen, voll bewusst. Schaue dir diese Bilder eine Weile an und gehe dann in die nächste Übung über:

Resonanzen

Du sitzt an deinem Platz, lauschst den Klängen und Geräuschen und schaust dir die zugehörigen Bilder in deinem Inneren an.

Versuche nun, diese Geräusche nicht mehr in der gewohnten Weise zu interpretieren, sondern lenke deine Aufmerksamkeit in deinen Körper. Mache dir bewusst, dass die Klangwahrnehmung in deinem Inneren entsteht, nämlich durch eine mechanische, durch Schwingungen ausgelöste Bewegung deines Trommelfells und der dahinterliegenden Gehörknöchelchen und schließlich durch neuronale Weiterleitung an dein Gehirn. Ohne diesen hörenden, diesen wahrnehmenden Körper, gäbe es auch keine Klänge.

Lausche den Klängen und fühle deinen Körper. Ein jeder Klang erzeugt in deinem Körper eine Resonanz. Spüre das und versuche, es nicht zu interpretieren, auch nicht zu bewerten, ob es sich angenehm oder weniger angenehm anfühlt. Sondern nimm einfach wahr, was in deinem Inneren geschieht, wenn du diesen Klang wahrnimmst und dann einen anderen und wieder einen anderen. Sei dir der Resonanz in deinem Körper bewusst.

Die Stille hören

Lenke deine Aufmerksamkeit nun auf jene Geräusche, die dein Körper erzeugt. Vielleicht kannst du das Geräusch deines Atems vernehmen, deinen Herzschlag, vielleicht gibt es Bauchgeräusche.

Nun komme mit deiner Aufmerksamkeit zu deinen Ohren und vernimm dieses Rauschen in deinen Ohren. Merkst du, dass dieses Geräusch immer da ist, dich rund um die Uhr begleitet? Meist nehmen wir dieses Rauschen erst dann wahr, wenn es stärker und störend wird, wenn die Nerven überspannt sind. Das nennen wir dann Tinnitus. Doch dieses Rauschen begleitet dich beständig. Sei für ein paar Momente mit deiner ganzen Aufmerksamkeit bei diesem Rauschen in deinen Ohren.

Und wenn dir das jetzt gerade möglich ist, vernimm die Stille in all diesen Klängen und Geräuschen. Die Stille ist immer da, nicht erst dann, wenn es rein äußerlich still wird. Sie ist wie ein tragender Urgrund in allem und jedem; in einer Weise etwas, was du nicht zu suchen brauchst, da sie immer da ist. Sie ist so tief vertraut auf der einen Seite, so überlagert auf der anderen Seite, dass du diese Stille oft gar nicht wahrnimmst. Kannst du die Stille hören, die Stille in allen Geräuschen?

Wann immer du magst, räkele dich ein wenig und öffne wieder deine Augen.

Fühlen

Unser Tastsinn ist unser allererster Sinn, bereits in der achten Schwangerschaftswoche reagiert das Kind im Mutterleib auf Berührungsreize. Unsere Haut ist somit das größte und erste Sinnesorgan, sie ist unser Organ des Kontaktes und Austauschs mit der uns umgebenden Welt. Zugleich ist sie eine Grenze. Schon sehr früh erfahren wir über die Grenze unserer Haut unsere Identifikation mit dem Körper. Wir lernen, hier bin ich und da ist »das andere«, hier ist »innen«, da ist »außen«. Zugleich erfahren wir, dass wir auf die Berührung mit diesem »Anderen« zutiefst angewiesen sind. Wir brauchen sie wie die Luft zum Atmen, wie Wasser und Nahrung. Ohne Berührung gehen wir ein, viele Streicheleinheiten lassen uns gesünder sein. (Es gibt Studien, die belegen, dass Tiere, die gestreichelt werden, gesünder sind als Tiere, die nicht gestreichelt werden.) Über die Berührung der Haut können wir die Grenze, die Trennung zwischen dem »Ich« und dem Anderen auflösen und in die Erfahrung von Einheit eintauchen. Die Berührung holt dich wieder in den Körper und seine Erfahrung jetzt und hier zurück, wenn du dich gerade wieder einmal in Gedankenwelten verloren hast.

Möchtest du den Wald berühren und dich vom Wald berühren lassen?

Mit den Füßen die Erde berühren

Gehe an einen Ort im Wald, an dem du dich wohlfühlst. Ziehe nun deine Schuhe aus und gehe barfuß. Kannst du die Energie der Erde in deinen Fußsohlen fühlen?

Gehe sehr langsam über die Erde. Kannst du fühlen, wie du die Erde berührst?

In manchen archaischen Kulturen wird der Tanz als »Massage für Mutter Erde« beschrieben. Hast du Zugang zu dem Empfinden, dass du nun durch dein Gehen Mutter Erde ganz sanft massierst? Kannst du dich durch deine Fußsohlen berühren lassen?

Gehe langsam weiter, rolle deine Füße ganz bewusst ab, ertaste mit deinen Füßen die Erde. Vielleicht merkst du, dass sich dein gewohnter Gang verändert, wenn du barfuß gehst. Wenn du mit den Füßen die Erde ertastest, findest du zurück zu deinem natürlichen Gang, bei dem du zuerst den Ballen deines Fußes (in der Regel dessen Außenkante) aufsetzt und den Fuß dann von vorne nach hinten abrollst. Dein Gang wird dadurch sehr viel weicher und fließender, dein Körper bewegt sich im Einklang mit der Umgebung. Sollte sich dieser »Ballengang« nicht ganz von alleine im Barfußgehen einstellen, kannst du ihn auch ganz gezielt üben. Gehe nun über unterschiedliche Untergründe, eine Wiese, eine bemooste Fläche, einen steinigen Pfad, durch eine Pfütze, eine matschige Stelle, über den federnden Boden im Nadelwald und über Stöckchen und Steinchen. Es gibt sehr viele unterschiedliche Tasterfahrungsmöglichkeiten im Wald. Im langsamen Gehen werden deine Füße massiert und deren Reflexzonen aktiviert.

Kannst du dich berühren lassen und die Lebendigkeit in all dem fühlen? Das sanfte Strömen und Prickeln in deinen Fußsohlen?

Von der Erde berührt werden

So gehend, finde nun einen Platz, an dem du dich niederlassen magst. Lege dich auf die Erde und fühle den Kontakt über deinen Körper. Fühle die Veränderung: Zuvor warst du in Bewegung, aufrecht, hast die Erde mit den Füßen berührt. Doch nun kommst du im Liegen ganz an diesem Ort an. Vielleicht fühlst du, wie du ganz von der Erde getragen bist und immer tiefer hier an deinem Platz ankommst.

Vielleicht kannst du die Schwerkraft ganz bewusst fühlen und dich ihr ganz hingeben. Fühle, mit welchen Körperteilen du besonders schwer auf der Erde aufliegst, und fühle die Verbindung hier. Wenn du in Shavasana liegst: Fühle deine beiden Fersen, die Waden – und die Erde. Spüre Teile deiner Beine, deinen Po – und die Erde. Fühle manche Bereiche deines Rückens, die Rückseite deiner Arme – und die Erde. Spüre beide Schulterblätter, den Hinterkopf – und die Erde.

Vielleicht fühlt es sich an diesen Körperstellen fast so an, als würden die Grenzen deiner Haut sich auflösen und dein Körper mit dem Körper der Erde verschmelzen. Vielleicht kannst du dir erlauben, ganz empfänglich zu werden und zu merken, wie die Kraft aus der Erde in deinen Körper einströmt. Liege, so lange es dir angenehm ist.

Geflügelte Streicheleinheiten

Wenn du so liegst, wie gerade beschrieben, ist es wahrscheinlich, dass früher oder später mehr oder weniger Insekten das Abenteuer angehen, deinen Körper zu erkunden. Merke, was in dir geschieht. Kannst du anwesend bleiben und dem zuschauen? Oder bist du nun völlig im Widerstand mit dem, das ist? Vielleicht nerven dich die Insekten, vielleicht wirst du ärgerlich. Vielleicht entsteht große Unruhe in deinem Körper, Muster und Strukturen deines Geistes werden aktiviert. Oft empfinden wir uns als Opfer und können uns selber dabei zuschauen, wie wir nun innerlich jammern: Da wollte ich so gerne diese Übung praktizieren, und jetzt kommen diese Insekten und halten mich davon ab, ganz einzutauchen...

Merkst du, dass du oft die äußeren Umständen dafür verantwortlich machst, wie es dir jetzt gerade geht? Du hast die Wahl, ob du dich vollkommen mit deinem Widerstand identifizierst oder ob du anwesend bleibst. Der Hausmeister, dein Geist, mag lamentieren, doch es ist alles eine Frage der Bewertung. Du kannst deinen Geist nämlich auch ganz bewusst nutzen und das Krabbeln der Insekten auf deiner Haut ganz anders bewerten: Stelle dir einmal vor, jemand streichelt dich ganz sanft mit einer Feder. Fühlt sich das nicht ähnlich an? Stelle dir vor, die Insekten streicheln dich ganz liebevoll bei ihrem Erkundungsgang über deinen Körper (so wie du zuvor liebevoll mit deinen Füßen die Erde berührt hast). Vielleicht putzen sie auch deine Haut sauber. Es kann ganz angenehm sein, dieses Kribbeln und Krabbeln. Und vielleicht kannst du irgendwann auch diese Bewertung loslassen und einfach nur zuschauen. Du bleibst vollkommen anwesend und schaust all diesen Empfindungen und deinen Gedanken zu. Wann immer du magst, recke dich und strecke dich und erhebe dich wieder von deinem Platz.

Schmecken

Über unseren Geschmackssinn erschließt sich uns unser Sein in der Welt. Wenn wir klein sind, stecken wir uns alles in den Mund. Dies dient nicht bloß der oralen Stimulation, sondern schmeckend entdekken wir unsere Umgebung. »Rasa«, das Sanskritwort für »Geschmack«, bedeutet zugleich »Essenz«. Was ist die Essenz dessen, das wir schmekkend erforschen? Können wir die Essenz unserer Nahrung schmecken?

Unser Schmecken ist mit dem Wasserelement verbunden; und tatsächlich können wir mit einem trockenen Mund gar nichts schmecken. Auf der Zunge befinden sich Geschmacksrezeptoren, über die wir die Geschmacksrichtungen süß, sauer, salzig und bitter unterscheiden können. Im Ayurveda kennen wir zusätzlich die Geschmacksrichtungen »zusammenziehend« und »scharf«, die wir vor allem über ihre Wirkung auf die Schleimhäute identifizieren. Jede Geschmacksrichtung vermittelt uns andere Informationen über die Wirkungsweisen der Nahrungsmittel, die wir zu uns nehmen. Je nachdem, wo wir selber gerade in unserem Leben stehen, wie sehr wir im Einklang mit der Natur schwingen oder auch nicht, entwickeln wir Vorlieben für bestimmte Geschmacksrichtungen.

Wenn sich sehr viele Toxine in unserem Körper angesammelt haben, kann es sogar vorkommen, dass wir gar nichts mehr schmecken können. Da eine toxische Belastung in unserer Welt kaum zu vermeiden ist, ist unser Geschmackssinn ziemlich abgestumpft. Die Antwort der Nahrungsmittelindustrie darauf sind oft die Gesundheit schädigenden »Geschmacksverstärker« sowie künstliche Geschmacks- und Aromastoffe. Manche Geschmäcker werden intensiviert, vor allem der süße Geschmack (der bereits natürlicherweise am häufigsten vorkommt), während andere Geschmäcker regelrecht aus unserer Nahrung verschwinden: Die so wichtigen, schmackhaften und gesunden Bitterstoffe wurden aus unserem Kulturgemüse so nach und nach weggezüchtet; selbst der Endiviensalat aus dem Bioladen ist gar nicht mehr bitter. Dass dies nicht nur körperlich, sondern auch auf unserer Seelenebene fatale Auswirkungen auf uns hat, darauf sei an dieser Stelle nur hingewiesen.

Wenn wir nun beginnen, von den Pflanzen des Waldes zu kosten, mag deren Geschmack anfangs »gewöhnungsbedürftig« erscheinen. Doch lasse dich einladen, dir deinen naturgemäßen Geschmackssinn wieder zurückzuerobern! Er hat dir viel zu erzählen.

Der Geschmack der Pflanzen

Pflanzen verwandeln mittels Photosynthese Licht in Leben. Dieses Licht, die nährende Kraft der Sonne, schenken sie uns; sie lassen uns daran teilhaben, schenken uns dieses Licht in Form von Chlorophyll – vielleicht dem wichtigsten, dem gesündesten und nährendsten Bestandteil unserer Nahrung. In vielen Kulturen werden, wie wir gesehen haben, die Pflanzen als die Erstgeborenen, als »Urmütter« verehrt. Wenn wir mit ihnen in Fühlung gehen, öffnen sie uns für die Wahrnehmung der Einheit allen Seins, in der sie zutiefst verwurzelt sind. Diese tiefe Begegnung wird uns über die Wahrnehmung unserer Sinne vermittelt, doch die Verschmelzung mit der Pflanze vollzieht sich körperlich am konkretesten über den Geschmackssinn. Ebenso wie unser Schmecken, sind die Pflanzen mit dem Wasserelement verbunden, mit einer sehr feinen Empfindsamkeit, die sie auch in uns ansprechen.

Gehe mit offenen Sinnen durch den Wald und koste von seinen Geschenken, von seiner Lichtnahrung, dieser unermesslichen Fülle; lasse sie dir sozusagen auf der Zunge zergehen. Mache dir bewusst, dass alles, was ist, dazu dient, anderes zu nähren. Und dass alles, was sich ernährt, dafür anderes tötet – ganz gleich, ob du nun Vegetarier bist oder nicht. Das ist nichts »Böses«; es gehört dazu.

Wenn eine Pflanze dich ruft und du dir sicher bist, dass sie essbar ist, halte einen Moment inne, spüre zu der Pflanze hin, und wenn du magst, schiebe dir ein Blättchen, eine Nadel oder Blüte in den Mund. Behalte den Pflanzenteil eine Weile in deinem Mund und erforsche die energetische Ausstrahlung. Beginne dann langsam zu kauen.

Zu Beginn schmeckt die Pflanze vielleicht anders als nach längerem Kauen. Kaue eine ganze Weile auf der Pflanze herum und beobachte die Empfindungen in deinem Körper, Gedanken, Gefühle, Bilder, die auftauchen.

Wenn du magst, schlucke nun und spüre nach,

Vielleicht gibt es einen ganz besonderen Nachgeschmack. Vielleicht magst du an diesem Tag oder sogar für eine ganze Zeit ausschließlich diese eine Pflanze geschmacklich und in ihrer Wirkung auf dich erforschen, um eine möglichst klare Wahrnehmung von dieser Pflanze zu bekommen. Vielleicht rufen dich weitere Pflanzen.

Manchmal ist es hilfreich, gar nicht zu wissen, um welche Pflanze es sich handelt, da du ihr sonst vielleicht schon voreingenommen begegnest. Das heißt nicht, dass du dir eine dir unbekannte Pflanze in den Mund steckst, aber vielleicht magst du deine Augen schließen und einen Freund bitten, eine essbare Pflanze für dich auszuwählen und dir zum Kosten zu reichen.

Natürlich solltest du immer nur Pflanzen probieren, die du ganz sicher bestimmen kannst. Die meisten unserer heimischen Pflanzen sind tatsächlich essbar, doch es gibt einige wirklich giftige Pflanzen, deren unbedarfter Verzehr fatale Folgen haben kann.

Waldnahrung

Wenn du nun schon Erfahrungen mit dem Geschmack der Pflanzen gemacht hast, kannst du auch dazu übergehen, sie mehr und mehr in deinen täglichen Speiseplan zu integrieren.* Der Wald schenkt dir eine große Fülle und zudem Urnahrung, die (zumindest wenn die Verschmutzungen durch den Menschen über Luft und Wasser nicht zu arg sind) sehr rein und sehr ausgewogen ist. Im Ayurveda bezeichnen wir dies als »sattvisch«. Zudem gibt dir das Wissen um die Essbarkeit und Qualität der Waldpflanzen ein wundervolles Gefühl der Freiheit und Unabhängigkeit von der Willkür großer Konzerne mit ihrer regelrechten »Fernsteuerung« deines Geschmackssinns.

Lasse dich von den Pflanzen daran erinnern, dass du bist wie sie: eins mit der Natur.

»Aufgabe der Pflanze ist es, Licht in Leben zu verwandeln. Aufgabe des Menschen ist es, das Leben in Bewusstsein, in Liebe zu verwandeln. Diese drei – Licht, Leben und Liebe – sind eins, jedes ein Ausdruck des anderen, drei Dimensionen des gleichen Seins. Mit Hilfe der Photosynthese verwandeln die Pflanzen das Licht in Leben. Durch Wahrnehmung verwandelt der Mensch das Leben in Bewusstsein.« (Lad/Frawley 1988, 22)

* Sehr gute Literatur zu den essbaren Wildpflanzen gibt es von Steffen Guido Fleischhauer und seinen Mitautoren; siehe Literaturverzeichnis.

Riechen

Unser Geruchssinn, sehr eng verknüpft mit unserem Geschmackssinn, ist – evolutionsgeschichtlich betrachtet – unser ältester und archaischster Sinn. Bevor die Evolution komplexeres Leben wie das der Säugetiere hervorgebracht hat, haben die Lebewesen bereits über Duftmoleküle miteinander kommuniziert. Verankert ist der Geruchssinn auch heute noch in unserem sogenannten Reptilienhirn.

Geruchsinformationen gelangen unmittelbar in unser Gehirn, ohne dass sie durch die Großhirnrinde gefiltert werden. Wir können mit dem Geruch unsere Umwelt also viel unmittelbarer, ungeschminkter und animalischer wahrnehmen als mit unseren anderen Sinnen, die sich jeweils mit unseren gesellschaftlich konditionierten Meinungen herumschlagen müssen. Es heißt, dass der Geruch eines Menschen für unsere Partnerwahl ausschlaggebender sei als das, was wir über unseren Sehsinn von unserem Gegenüber wahrnehmen können. Über den Geruch gelangen wir oft sehr unmittelbar an alte, längst vergessene Erinnerungen. Du hast sicherlich schon erlebt, dass ein bestimmter Geruch Erinnerungen an Erlebnisse aus deiner Kindheit geweckt hat. Du hattest dann vielleicht plötzlich das Gefühl, alles gerade eben erst erlebt zu haben; es fühlte sich wieder so frisch und echt an.

Alles riecht, ob du es bewusst wahrnehmen kannst oder nicht. Leider ist unser Geruchssinn ebenso wie der Geschmackssinn, gerade in den letzten Jahrzehnten, recht überstrapaziert worden. Die Lebensmittelindustrie hat die meisten ihrer Produkte mit künstlichen Aromen und Duftstoffen versehen. Unsere bereits abgestumpften Sinne werden mit immer stärkeren Geruchs- und Geschmacksreizen torpediert. Solange der Joghurt nach Kirsche riecht, geben wir uns zufrieden und glauben, etwas Gesundes, Wohlschmeckendes gekauft zu haben – ob der Joghurt nun tatsächlich echte Früchte enthält oder nicht. Viele unserer Alltagsprodukte werden mittlerweile mit entsprechenden Gerüchen »designt«, so dass zum Beispiel die Plastikverkleidung eines Autos auch nach zehn Jahren noch »neu« riecht. Mittlerweile ist bekannt, dass diese künstlichen Düfte teilweise sehr bedenkliche Auswirkungen auf unsere Gesundheit haben können. Dazu kommen noch viele ausdünstende Chemikalien, die gar nicht mehr den Anspruch haben, gut zu riechen, aber in ihrer Wirkung nicht weniger problematisch sind. Wem kann man es da verdenken, wenn er versucht, seine Nase davor zu verschließen?

Wenn du dich stattdessen so viel wie möglich mit natürlichen Düften umgibst, gibt es keinen Grund mehr, die Nase zu rümpfen. Du eröffnest dir die Möglichkeit, deinen Geruchssinn wieder zu entdecken. Wie du bereits im ersten Kapitel über das Waldbaden lesen konntest, hat der Gang in den Wald dir für dein Wohlbefinden und deine Gesundheit sehr viel zu bieten.

Der Duft des Waldes

Wenn du in den Wald gehst, richte deine Wahrnehmung einmal ganz auf dessen Geruch aus. Nennen wir es mal nicht »Waldspaziergang«, sondern »Lustwandeln«. Denn das, was du im Wald riechen kannst, hat sehr viel mit Lust und Lebendigkeit zu tun. In jedem halbwegs natürlichen Waldgefüge pulsiert zum Glück noch das Leben. Wie riecht eigentlich so eine majestätische Fichte? Wie unterscheidet sie sich im Geruch von der Kiefer oder der Eiche?

Im Wald kannst du gleichermaßen Werden und Vergehen mit deiner Nase wahrnehmen. Welche Duftmoleküle sendet die auf dem Boden liegende vermodernde Buche aus? Versuche auch hier, deine üblichen Bewertungen in »gut« oder »weniger gut« außen vor zu lassen und den Geruch des Waldes unmittelbar in dich aufzunehmen. Wenn du magst, dann schließe immer mal wieder die Augen, bleibe stehen und versuche, dich auf die Duftsymphonie des jeweiligen Ortes einzuschwingen.

Vielleicht kommst du auf deinem Weg auch an deinem Sitzplatz vorbei (die Erklärung zum »Sitzplatz« findest du weiter unten bei den Naturritualen) oder hast im Lustwandeln eine Lichtung entdeckt, auf der du es dir bequemmachen möchtest. Im Sitzen oder Liegen bist du nun Mutter Erde nähergekommen und kannst sie nicht nur fühlen, sondern auch riechen. Welche Empfindungen werden in dir wach, wenn du den Waldboden, die Wiese oder die Erde unter dir riechen kannst? Weckt es in dir alte Erinnerungen, vielleicht an einen lang vergangenen Waldspaziergang mit deinen Eltern, als die »Welt noch in Ordnung war«?

Über den Geruchssinn nimmst du dich wieder ganzheitlicher wahr und kannst abgespaltene Bereiche deines Selbst wiederentdecken. Vielleicht kannst du gerade im Riechen von Mutter Erde dir selbst ein Stückchen näherkommen und die Verbindung zu deiner Urheimat, dem Wald, fühlen.

Der Geruch des Waldes ist zu jeder Jahreszeit ein anderer. Natürlich spielt es auch eine große Rolle, wann es zuletzt geregnet oder gar geschneit hat. Kennst du schon den Geruch des Waldes im Schnee? Oder kannst du mit etwas Übung wahrnehmen, dass es bald regnen wird? Der Geruch des Waldes begleitet dich durch den ganzen Jahreskreis.

Ahnen

Wir kennen die fünf Sinne: Riechen, Schmecken, Sehen, Fühlen und Hören. Im Ayurveda und Yoga werden sie den fünf Elementen zugeordnet: der Geruch der Erde, der Geschmack dem Wasser, das Sehen dem Feuer, das Fühlen der Luft und das Hören dem Raum.

Sind unsere Sinne und deren Möglichkeiten, unseren Körper und die Welt zu erfahren, damit nicht vollständig? Oder gibt es einen weiteren Sinn, den Sinn des »Ahnens«?

Wir sind sicher, es gibt zwischen Himmel und Erde etwas, von dem wir keine Ahnung haben – oder eben doch eine Ahnung, wir ahnen etwas. Es gibt eine Instanz in uns, wir nennen sie den Sinn des Ahnens, die Informationen empfängt, die viel zu fein sind, um sie mit unseren stofflichen Sinnen zu erfassen. Und dieses Ahnen ist keineswegs vage – es erscheint uns nur manchmal so, weil wir uns dieses Sinnes nicht so bewusst sind. Und doch ist es dieses Ahnen, diese Ahnung, die uns dazu bringt, unseren Rucksack zu packen und auf den großen Pilgerweg zu begeben, etwa den Weg des Yoga oder unseren Weg in den Wald. Über diesen Sinn kommuniziert die uns umgebende Welt ganz unmittelbar mit uns, weil – und das ahnen wir schon – wir nicht getrennt sind.

Es ist nicht die Welt der Dinge, die so zu uns spricht, sondern das Prinzip des Formlosen, das in allem und jedem wirkt. Es ist der große Künstler, der sich in all diesen Formen zeigt und in die Form hinein gebiert. Wir haben eine Ahnung und wenn wir ihr folgen, erkennen wir, dass wir keine Ahnung haben, wohin sie uns führt. Wenn du empfinden, erahnen kannst, wovon wir hier sprechen, dann ist dieser Satz kein Widerspruch.

Der Ruf des Pflanzengeistes

Es ist der Tag der Sommersonnenwende. Ich gehe gegen Mittag mit einem Körbchen und meiner Kräutersichel ausgestattet los, um Blütenknospen von Mädesüß zu schneiden und mir so einen kleinen Teevorrat für den Winter anzulegen. Voller Vorfreude habe ich ein Bild von den lieblichen Blüten vor meinem inneren Auge und schon den feinen Duft in meiner Nase. Doch irgendwie zieht es mich in eine ganz andere Richtung als die, wo ich hinwollte, weg von der Stelle, wo ich weiß, dass dort Mädesüß wächst.

Ich folge diesem Ziehen tiefer in den Wald. Plötzlich öffnet sich dieser zu einem kleinen Siefen, den ich zuvor nie gesehen hatte (obwohl ich schon oft daran vorbeigelaufen bin). Das Ufer des Siefens ist von Mädesüß gesäumt, das sich hier zwischen Baldrian, Blutweiderich und noch kleinen Pflänzchen von Wasserhanf im sanften Sommerwind wiegt. Ein tiefes Vertrauen und Dankbarkeit erfüllen mich, ich fühle mich dem Mädesüß, dessen Geist mich hergeführt hat, innig verbunden und von ihm beschenkt.

Wenn wir heute für Heilzwecke Kräuter sammeln gehen – zum Beispiel, um eine Tinktur oder Salbe herzustellen –, dann verbinden wir uns schon zu Hause ganz bewusst mit dem Wesen der Pflanze, die wir sammeln möchten. Seither haben wir oft die Erfahrung gemacht, dass wir an Plätze geführt wurden, die uns nicht bekannt gewesen waren oder von denen wir nicht wussten, dass die Pflanze dort wächst.

Die Pflanzen haben uns noch nie enttäuscht und uns immer sicher geführt. In indigenen Kulturen ist eine solche Verbindung mit dem Wesen der Pflanze selbstverständlich. Auch mit dem Wesen des Tieres haben sich Jäger bereits vor der Jagd verbunden und in ritueller Form mit ihm kommuniziert. Oft wussten die Jäger dann genau, wann und wo sie das Tier treffen würden, welches ihnen als Nahrung und Kleidung dienen würde. Und es mangelte ihnen nicht an Dankbarkeit.

Der Ruf des Pflanzengeistes

Vielleicht gibt es eine Pflanze oder ein Tier, welches in deiner Gegend heimisch ist und zu dem du gerade eine besondere Verbindung fühlst. Nimm dir ein paar Stunden Zeit. Vielleicht magst du zu Hause eine entspannte Körperposition einnehmen. Achte auf deinen Körper, auf deinen Atem... und nun mache dir ein inneres Bild von der Pflanze oder dem Tier, welchem du heute begegnen möchtest. Vielleicht merkst du, wie sich in diesem Moment etwas in deiner Körperempfindung verändert: Du bist mit dem Wesen der Pflanze oder mit dem Tier bereits in Resonanz getreten, und es antwortet.

Nun mache dich auf den Weg. Wenn es den Impuls gibt, etwas Bestimmtes mitzunehmen (zum Beispiel Kraftgegenstände, Opfergaben oder Ähnliches), folge diesem Impuls. Versuche, während des Gehens die Führung abzugeben, schaue mit dem Eulenblick und fühle, wohin es dich zieht. Sollte der Impuls auftauchen, dich irgendwo niederzulassen, folge auch diesem Impuls und beobachte, was geschieht. Es ist wahrscheinlich, dass du heute der Pflanze oder dem Tier begegnen wirst; ihr seid ja bereits in einem gemeinsamen Raum. Sollte dir das Wesen in der stofflichen Welt aber heute nicht begegnen, sei nicht enttäuscht, versuche nicht, irgendetwas zu erzwingen. Es geht ja gerade um das Loslassen der Kontrolle, darum, dich führen zu lassen. Es hat auch nichts damit zu tun, etwas richtig oder falsch zu machen, zu können oder nicht zu können – erlaube dir zu spielen.

Sollte dir die Pflanze begegnen, setze dich eine Weile zu dieser Pflanze und beobachte alle deine Gedanken, deine Empfindungen, Bilder, die auftauchen, Impulse... Erlaube dem Pflanzenwesen, auf dich zuzukommen. Wenn es um eine Tierbegegnung geht, wirst du sowieso weniger auf das Tier zugehen, als dass du ihm den Raum gibst, zu dir kommen zu können.

Du kannst nun für eine Weile mit genau dieser Pflanze oder diesem Tier weiterarbeiten oder dich auch nach und nach von Pflanzen rufen lassen, zu denen du vielleicht bislang keinen Bezug hattest.

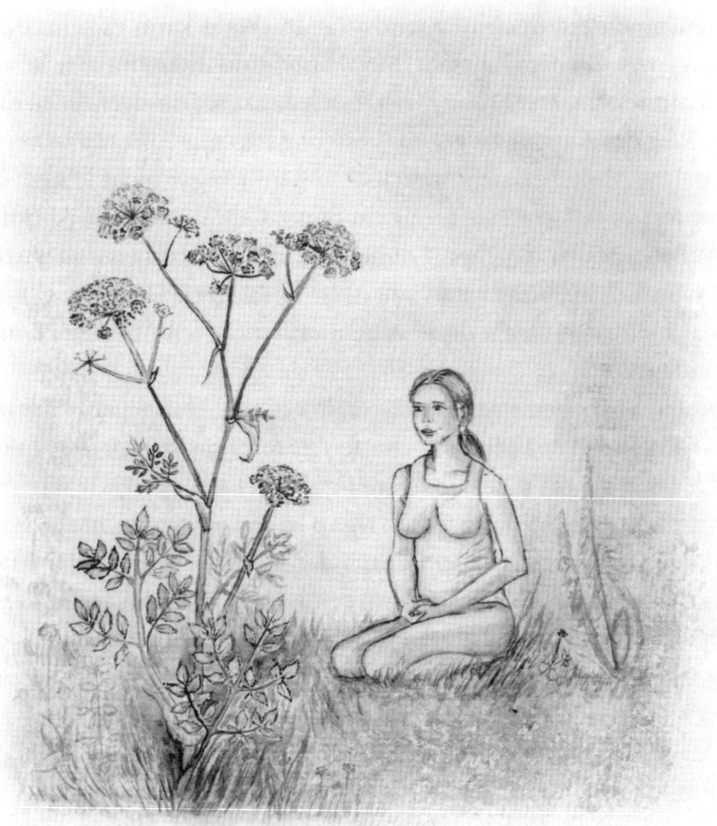

Der Weg des Ahnens

Es kann eine sehr schöne Erfahrung sein, ganz ohne ein Wollen und ohne ein Ziel einfach loszugehen; kein Tier, keine Pflanze, nicht einmal eine besondere Erfahrung oder eine Antwort auf eine aktuelle Fragestellung finden zu wollen, sondern einfach deinem inneren Ruf (oder ist es der Ruf des Waldes?) folgend durch den Wald zu stromern. Lass deinen Blick ganz weich, ganz weit sein. Vielleicht merkst du, dass dein Schritt sich etwas verlangsamt, vielleicht fühlt es sich ganz natürlich an, im Ballengang zu gehen. Forciere nichts, doch sei dir selbst ein liebevoller Begleiter. Folge den Impulsen, die sich zeigen.

Vielleicht hattest du vorher noch ein Bild von dem Weg, den du gehen möchtest, doch hier und jetzt im Wald kann es sein, dass es dich ganz woanders hinzieht. Manchmal sind diese Impulse leiser als die Lautheit unserer (Hausmeister-)Gedanken. Die eigentliche Kunst, den Weg des Ahnens zu gehen, besteht darin, die Ahnung zu vernehmen. Das Ahnen an sich brauchst du nämlich gar nicht lernen, doch erfordert es viel Wachheit und ein feines Gewahrsein, die Ahnung in dein Bewusstsein zu heben. Oft liegt sie im Verborgenen und wird von vermeintlich vernünftigen Gedanken überlagert. Und manchmal ist es gar nicht so einfach, diese von einer wirklichen Ahnung zu unterscheiden.

Auch wir haben immer mal wieder einen Abzweig auf dem Weg des Ahnens »verpasst« – das hatte dann schon mal nasse Füße zur Folge oder dass es nicht mehr weiterging. Doch wenn wir wach sind, führt uns unsere Ahnung sicher. Dann haben wir vielleicht ganz plötzlich den Impuls, querfeldein durch den Wald zu gehen, oder entdekken Pfade, die uns bislang verborgen waren. Manchmal merken wir plötzlich, dass wir Tierspuren folgen, ohne sie vorher bewusst wahrgenommen zu haben. Oft führt die Ahnung uns zielstrebig zu einem Geschenk des Waldes – mal kann das ein Schädel oder eine schöne Feder sein, oft sind es besondere Plätze oder ein ganz besonderer Baum, dessen Ausstrahlung uns über eine weite Strecke und doch ganz gezielt anzieht.

Der Weg des Ahnens ist voller Überraschungen. Und doch überrascht uns gar nicht so sehr, was wir ohne zu suchen finden, denn häufig gibt es Synchronizitäten zu dem, was gerade Thema in unserem Leben ist. Auch wenn wir nicht danach suchen, gibt uns der Wald auf diese Weise Antworten auf unausgesprochene Fragen.

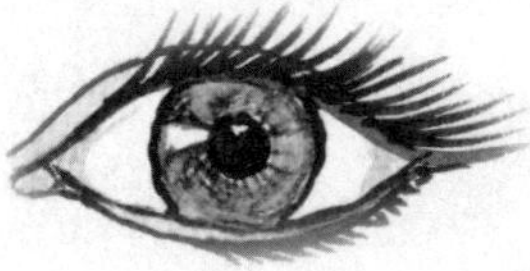

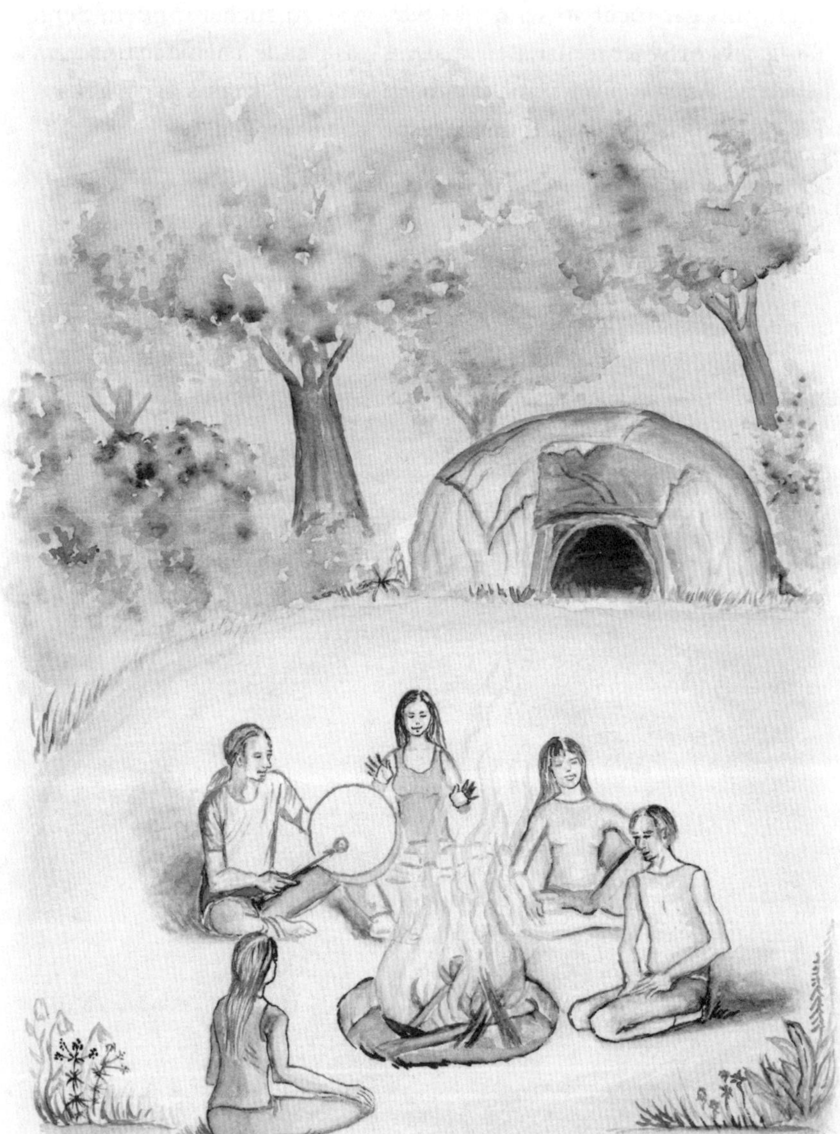

Naturrituale

Was ist ein Ritual?

Viele Menschen verbinden Rituale mit bisweilen sinnentleerten, sich wiederholenden Handlungen. Wer ist noch fühlend anwesend, wenn der Priester in der Kirche eine schier endlose Litanei verliest? Wer kennt noch die Bedeutung jahreszeitlicher Rituale und weiß, warum er seinen Weihnachtsbaum schmückt oder die Ostereier versteckt? – Alltäglichen Ritualen wie dem Zähneputzen, Kaffeekochen oder der Art, wie wir des Abends die Füße hochlegen, schenken wir zumeist auch nicht besonders viel Aufmerksamkeit.

Vielleicht haben wir auch skurrile Vorstellungen von Naturritualen oder Erinnerung an welche, bei denen mit viel Brimborium befremdliche Sprüche aufgesagt und Handlungen vollzogen wurden, zu denen uns der Bezug fehlte.

Sind Rituale nicht magische Handlungen? – Ja, und sie gründen auf der Magie des Augenblicks.

Wenn wir im hier beschriebenen Kontext Naturrituale entstehen lassen, ist dies eine Art des Ausdrucks, der aus der unmittelbaren Naturbegegnung im Hier und Jetzt erwächst. Wir sprechen keine auswendig gelernten oder gar abgelesenen magischen Sprüche – wenn sich Worte formen, so geschieht dies völlig natürlich aus dem Moment heraus. Ebenso formen sich Bewegungsmuster, gestalterische Handlungen oder auch Töne – aus dem gegenwärtigen Moment heraus. Wenn Rituale als sich wiederholende zeremonielle Handlungsabläufe beschrieben werden, so wird damit nur der äußere Rahmen beschrieben. Dass es einen äußeren Rahmen gibt, der sich auch wiederholt, hat durchaus seinen Sinn. So gibt zum Beispiel die Planung eines Waldwochenendes einen festen zeitlichen Rahmen vor, innerhalb dessen unsere Waldverbundenheit sich entfalten kann. Auch der gemeinsame Gang in den Wald, das Übertreten der Schwelle, die Gestaltung der Mitte und vieles mehr, all dies sind sich wiederholende Elemente, die dem Ritual einen Rahmen geben, die eine naturrituelle Erfahrung ermöglichen.

Doch das eigentliche Naturritual vollzieht sich jenseits davon. Es besteht also nicht im Räuchern mit bestimmten Kräutern an der Schwelle, sondern darin, *wie* du räucherst. Tust du es, weil du davon und von der Wirkung bestimmter Kräuter gelesen hast, oder bist du dabei vollkommen anwesend? Lässt du dich von der Magie der Kräuter jetzt und hier berühren? Fühlst du ihre Wirkung in deinem Körper, die Resonanz zwischen dir und der Pflanze?

Innerhalb des sich wiederholenden Rahmens entsteht ein Raum, in dem Gewahrsein möglich wird. Wenn du nicht anwesend bist, atme bewusst, dann trägt dein Atem dich in deinen Körper. So wird dir dein Körper, wie du bereits erfahren hast, zum Tor in den Augenblick. Über die Erfahrung deines Körpers erwachen deine Sinne, und du nimmst die dich umgebende Natur ganz unmittelbar und immer feiner wahr. Den spontanen Ausdruck zu erlauben, ermöglicht es dir, dir des Wahrgenommenen und der Berührung durch die Natur bewusstzuwerden, dich in einer Weise einzuschwingen, die jede Trennung aufhebt, und in eine sehr unmittelbare Kommunikation mit dem innersten Wesen in allem und jedem einzutreten. Dein Ritual ist spontaner Ausdruck dieser Einheit, dabei immer spielerisch und völlig frei.

»Ein heiliges Ritual führt uns aus der beschränkten, künstlichen Welt des Menschen und öffnet uns für die weite, unbegrenzte Welt der Natur – sowohl außen in unserer nicht-menschlichen Umwelt als auch im Innern in den tiefen Schichten des älteren Gehirns und des zellularen Körperwissens.« (LaChapelle 1999, 130)

Da ein solches Ritual vollkommen spontan und aus dem Moment heraus geschieht, bilden unsere Übungsvorschläge, die wir dir in diesem Kapitel machen, lediglich einen äußeren Rahmen, in dem ein Ritual geschehen kann. Folge deinen spontanen Impulsen, lerne sie wahrzunehmen, ihnen zu trauen – und vor allem: Lerne zu unterscheiden zwischen Bedeutungszuschreibungen durch den »Hausmeister« und einem echten, tiefen Empfinden, deiner Intuition.

Das ist vielleicht die größte Herausforderung: Gerade, wenn wir mit Naturritualen arbeiten, lassen wir uns schnell verführen, allem eine Bedeutung zuzuschreiben. Alles, was uns begegnet, *hat* eine Bedeutung – nur nicht unbedingt jene, die wir ihm zuschreiben. Eine »tiefere« Bedeutung in alles hineinsehen zu wollen, missachtet das, was ist.

Das schimpfende Eichhörnchen, das seinen Artgenossen den Baum hinauf und wieder hinunter jagt… das Gänseblümchen, das die Blütenblätter vor dem Regen schließt… der Fuchs, der dir völlig verdattert in die Augen schaut, weil er mit deiner Anwesenheit nicht gerechnet hat… Verpasse nicht das Wunder des Lebens, indem du in all dem so Bedeutungsvollen eine zusätzliche Bedeutung suchst.

Das heißt nun aber nicht, dass eine solche Begegnung nicht auch eine Botschaft für dich enthalten kann. Mitunter kann sie ein Spiegel sein oder eine Botschaft der feinstofflichen Kräfte und Wesen in der Natur enthalten. Gerade, wenn wir mit dem Eulenblick durch den Wald gehen und unser Gehirn eher Alphawellen produziert, nehmen wir oftmals Synchronizitäten wahr, die unserem Alltagsbewusstsein verborgen blieben. Wenn du etwas siehst und darin einen Spiegel deines Empfindens in einer bestimmten Lebenssituation erblickst, kann dies deiner wachsenden Bewusstwerdung dienen. Und nun erlaube dir, zu spielen!

»Der Zweck des Rituals besteht darin, den alten Geist in uns aufzuwecken […]: die Alten in uns, das kollektive Unbewusste, die vielen Leben, die verschiedenen ewigen Anteile, die Sinne und die Teile des Hirns, die ignoriert worden sind. Diese Teile sprechen kein deutsch. Sie kümmern sich nicht um das Fernsehen. Doch sie verstehen Kerzenlicht und Farben. Sie verstehen Natur.« (Z. Budapest, zit. Nach LaChapelle 1999, 109)

Ein paar Worte zum rituellen Schutz

In vielen (schamanischen) Traditionen wird zu Beginn der Durchführung eines Naturrituals ein Schutzkreis gezogen, ein Gebet um Schutz gesprochen oder ein anderes Ritual des Schutzes durchgeführt. Doch wenn wir uns der Verbundenheit mit der gesamten lebendigen Welt gewahrwerden wollen – wovor sollten wir uns schützen?

Es ist spannend, dir diese Frage immer mal wieder zu stellen. Ist es nicht gerade die Angst, verletzt zu werden, die uns davon abhält, ganz in die Waldverbundenheit einzutauchen? Egal was du tust, oder nicht tust, die Möglichkeit verletzt zu werden, besteht immer. Diese natürliche Verletzlichkeit hat etwas zutiefst Zartes und Feines, was uns mit dem Lebendigen um uns herum vereint. Wenn wir uns dem ganz bewusst stellen, dann hebt uns das von diesem anthropozentrischen Thron, auf den wir Menschen uns gerne begeben. Erst wenn wir diesen Schritt vollziehen, uns trauen, uns mit all unserer Verletzlichkeit zu zeigen und so in das Leben einzutauchen, ist echte Verbundenheit überhaupt erst möglich. Wenn wir in dieser Verbindung vollkommen anwesend sind, gibt es auf dieser Ebene nichts mehr, wovor wir uns schützen müssten.

Dies bedeutet allerdings nicht, dass wir nun vollkommen ungeschützt sind. In der Präsenz entsteht ein starkes Kraftfeld, ein Schutz in uns und um uns herum. Dieser ist machtvoller als ein Schutzkreis, der aus einer Angst heraus gezogen wird. Mit unseren Ängsten rufen wir oft genau jenes, wovor wir uns fürchten. Nun brauchen wir unsere Ängste jedoch nicht weg zu phantasieren; sie sind ja zutiefst menschlich. Wenn wir präsent sind, identifizieren wir uns jedoch nicht damit, sondern können sie, wenn wir wollen, einfach beobachten. Damit verlieren sowohl die Ängste als auch jene, die sich davon möglicherweise angezogen fühlen, ihre Macht über uns.

Auf der anderen Seite leben wir in einer Welt der Formen, die sich über Grenzen definieren, die geschützt werden wollen. Und so kann es beispielsweise auch Sinn machen, sich vor dem Gang in den Wald, ein schützendes Öl gegen Zecken aufzutragen.

Wir haben eingangs auch beschrieben, dass wir uns durchaus vor uns selber schützen müssen, damit meinen wir die menschliche Zerstörungswut und Entfremdung von der Natur. Wir haben auch eine Asana beschrieben (»Hüter der Tiere«), die uns mit unserer Kriegerenergie in Kontakt bringt, die wir zum Schutz des Waldes und aller seiner Wesen einsetzen wollen. Und doch ist dies keine Form des Schutzes, die ausgrenzt. Entfremdung löst sich durch Bewusstwerdung auf, durch Verbindung. Indem wir uns völlig öffnen, kann sich genau diese Verbindung zum Wald und allen seinen Wesen einstellen. Es gibt nichts, wovor wir uns schützen müssten.

Mitunter ist es zu Beginn eines Rituals schön, eine Art Kreis zu ziehen, in dem wir uns bewusst zu allen Seiten hin öffnen und die Energien der Richtungen einladen. Damit öffnen wir auch den rituellen Raum, in dem sich unsere Waldverbundenheit vertiefen kann. Wenn wir uns manchmal etwas schutzlos fühlen – alleine im Wald – löst sich dieses Empfinden oft genau dann auf, wenn wir den Kreis, den Raum öffnen. Wenn wir nun in diesen Raum eintauchen, wenn wir wirklich anwesend sind im Wald, dann sind wir auch »geschützt«, verschmelzen wir mit der Landschaft.

Einmal ging ich in den Wald, eine kleine Puja (ein Reinigungsritual) auszuführen. Ein Baum abseits des Weges hatte mich gerufen, an dessen Fuß ich einen kleinen Altar auf einem Rindenstück aufbaute. Gerade entzündete ich das Räucherwerk, da sah ich einen Spaziergänger genau auf mich und den Baum, an dessen Stamm ich hockte, zukommen. Interessant, was da so alles in mir vorging: Ich spürte den Impuls, mich zu verstecken. Das machte mich traurig, da mir bewusst wurde, dass etwas ganz Natürliches, etwas, das in Indien, Nepal und anderswo bis heute zum Alltag gehört, hierzulande so ungewöhnlich ist, dass der Anblick des Spaziergängers den Impuls bei mir auslöste, mich zu verstecken.

All dies bemerkend, sammelte ich mich und ging erneut in die Verbindung mit dem Baum und brachte ihm mein Räucherwerk dar. Der Spaziergänger ging nun in einem Abstand von vielleicht eineinhalb Metern an »meinem« Baum und mir vorbei. Ich wollte zum Gruß ansetzen, doch er sah mich gar nicht (oder er wollte mich nicht sehen – einen komischen

Waldschrat, wie ihm vielleicht schien)! Ich fühlte mich, als wäre ich in einer »Blase«, wie in einer Parallelwelt gemeinsam mit dem Baum, und zugleich sehr wach, sehr gegenwärtig – unsichtbar für den Spaziergänger, doch wahrgenommen vom Baum und mit hineingenommen in sein Feld.

Rituale der Reinigung

Zu Beginn des Praxisteils haben wir beschrieben, dass wir an der »Schwelle« oft mit reinigenden und öffnenden Kräutern räuchern. Dies ist bereits ein kleines, doch wirkungsvolles Reinigungsritual, welches uns vorbereitet, in den heiligen Raum einzutreten, in das Bewusstsein unserer Verbundenheit und damit zugleich in die Tiefen des Waldes und unserer Seele.

Reinigungsrituale zu Beginn einer Yogaübung, eines Naturrituals oder einer schamanischen Zeremonie sind ein universelles Phänomen; wir finden sie überall auf Mutter Erde. Doch wovon sollten wir uns reinigen, wenn es doch heißt, dass wir in unserem innersten Wesen immer schon rein, immer schon heil sind? – Im Yoga spricht man von den »Samskaras«, den Eindrücken, falschen Identifikationen und Anhaftungen, die uns davon abhalten, die Verbundenheit allen Seins zu erkennen und zu leben; von den »Vrittis« (»Vritti« = »Sog«), den Gedankenströmen, von denen wir uns immer wieder aus dem Augenblick fortziehen lassen; und ganz konkret auch von den stofflichen Giften, die sich in unserem Körper anreichern. Wir sind heute in einem nie gekannten Ausmaß der Belastung durch Umweltgifte und Strahlungen ausgesetzt – auch dann, wenn wir ein naturnahes Leben führen und uns bewusst ernähren. Bereits die alten Yogis wussten darum, wie schwer es ist, das Selbst zu verwirklichen, wenn der Körper von Giften belastet ist, und so entwickelten sie die »Shatkarmas«, sechs Gruppen von Reinigungsverfahren, mit deren Hilfe wir den Körper von toxischen Belastungen befreien können. Sie empfehlen deren Durchführung vor Beginn der Yogapraxis, wobei vor allem die Reinigung des Verdauungstraktes einen zentralen Stellenwert einnimmt. Diese Rituale der Reinigung an dieser Stelle detailliert zu erläutern, würde den Rahmen dieses Buches sprengen. Sie sollten auch nur unter Anleitung eines erfahrenen Yogalehrers durchgeführt werden. Zudem empfehlen die alten Yogis, reine Nahrung zu sich zu nehmen; diese nannten sie »sattvisch«. Der Begriff »Sattva« wird oft mit »Reinheit« übersetzt und leitet sich her aus den Worten »Sat« und »Swara«, genau übersetzt bedeutet es »seiendes Selbst«.

Auch in schamanischen Kulturen auf der ganzen Welt werden vor Beginn einer spirituellen Übung oder der Durchführung einer Zeremonie verschiedene Formen der Reinigung in unterschiedlichem Umfang durchgeführt. Hierzu dienen uns die Elemente; wir finden zeremonielle Reinigungsrituale mit Feuer, mit Wasser, doch auch mit Erde und Luft, die sich zum Beispiel im Räuchern mit Heilpflanzen vereinigen. Es gibt Schwitzbehandlungen, Ausleitungen über den Darm, Fastenzeiten und Bäder. Dabei wird nicht nur der Körper von den vorhandenen Giften befreit, sondern auch der Geist von seinen Trübungen geklärt. Wir treten in einen Zustand der Präsenz und Bewusstheit ein.

Im Folgenden sollen einige einfach durchführbare Rituale der Reinigung mit Hilfe der Elemente vorgestellt werden. Die – je nach Kosmologie – vier oder fünf Elemente sind ihrer Natur gemäß vollkommen rein. Doch wir Menschen haben ihnen mitunter schwer zugesetzt. Wenn du nun dich und einen Platz mit Hilfe der Elemente reinigst, sei dir bewusst, dass auch dieser Prozess ein wechselseitiges Geschehen ist. Indem du dich zum Beispiel mit Wasser reinigst und dem Wesen des Wassers dankst, trägst du damit auch zu seiner Reinigung bei.

Reinigung mit Feuer

Wenn es einen Platz in der Natur oder in deinem Garten gibt, an dem du ein Feuer entzünden kannst, sammle dir Holz und Zunder und zentriere deine Aufmerksamkeit, um nun dein Reinigungsfeuer zu entzünden. (Bitte berücksichtige die lokalen Naturschutzbestimmungen und das vorgegebene Prozedere, ein Feuer vorher beim Ordnungsamt der Gemeinde oder der Feuerwehr anzumelden.)

Unsere Ahnen verwendeten für ein rituelles Feuer häufig neunerlei Hölzer und entzündeten es zu ganz bestimmten Zeiten im Jahreskreis, zu Zeiten des Übergangs, oder in konkreten Situationen, etwa für ein Heilungsritual. In Indien brennen die heiligen Feuer seit Tausenden von Jahren ununterbrochen, und es gibt eine eigene Priesterkaste, deren Aufgabe es ist, das Feuer zu hüten. Auch Lampen für »Pujas«, das sind Reinigungs- und Heilungs-Rituale, werden an diesen Feuern entzündet.

Es muss jedoch nicht gleich ein großes Feuer sein, wenn du dich vor deiner Waldübung energetisch reinigen möchtest. Auch eine Kerze, ein Öllämpchen oder ein wenig getrockneter Kuhdung in einer Schale erfüllen hier ihren Zweck.

Wenn du nun ganz in deiner Mitte und anwesend bist, bitte den Geist des Feuers, dir zur Seite zu stehen (dies braucht nicht in Worten geschehen, finde deinen Weg, dich mit dem Feuer zu verbinden) und entzünde dein Feuer beziehungsweise dein Licht. Brennt es leicht? Oder lässt es sich schwer entzünden? Hilft dir das Luftelement ein wenig dabei, oder ist es windstill? Schaue dem Tanz der Flamme eine Weile zu.

Öffne nun deine Handinnenflächen zum Feuer oder halte sie seitlich über die Kerze (ohne dich zu verbrennen). Sei dir gewahr, welche Bedeutung das Feuer für dich hat. Vielleicht kommen dir Bilder von früheren Erlebnissen, die du mit Feuer hattest, vielleicht löst der Anblick des Feuers bestimmte Empfindungen in dir aus. (Solltest du traumatische Erlebnisse mit Feuer gehabt haben, ist diese Übung auch eine wunderbare Möglichkeit der Versöhnung, doch vielleicht ist es gut, wenn du dir hier Unterstützung durch einen Begleiter holst.)

Fühle die Wärme des Feuers auf deinen Handinnenflächen und seine transformierende und reinigende Kraft. Lasse deine Handinnenflächen ganz weich, ganz empfangend sein und fühle, wie sie von der Kraft des Feuers ganz aufgeladen werden.

Bewege nun die Handinnenflächen vor dein Gesicht, führe sie über deinen Kopf und über deine Körperoberfläche, ohne deinen Körper zu berühren. Merke, was die Energie des Feuers in deinem Energiefeld macht. Fühle, wo und wie sich deine Hände bewegen wollen.

Eventuell halte sie erneut über die Flamme und wiederhole den Vorgang noch zweimal – ganz so, wie es sich stimmig anfühlt. Lege schließlich deine beiden Hände auf die Brustmitte und spüre nach.

Eine weitere Möglichkeit, dich mit dem Feuer zu reinigen, findet sich in den traditionellen, jahreszeitlichen Bräuchen, in denen Menschen – gemeinsam mit dem Liebsten oder auch alleine, oft nackt oder mit heilenden Pflanzen geschmückt – über das rituelle Feuer springen (etwa zu Beltane oder zur Sommersonnenwende). Oft werden zu Beltane auch zwei Feuer entzündet, zwischen denen nicht nur die Menschen hindurchlaufen; auch das Vieh wird zur energetischen Reinigung und zum Schutz vor Krankheiten hindurchgetrieben. Wenn du magst, springe mit dem Wunsch über dein Feuer, ihm all das zur Transformation zu übergeben, was dich davon abhält, jetzt und hier vollkommen anwesend zu sein. Springe über dein Feuer in diesen Augenblick hinein!

Reinigung mit Rauch

Die reinigende und transformierende Kraft des Feuers machst du dir auch dann zunutze, wenn du getrocknete Kräuter an seiner Flamme entzündest. Das brennende Kraut bläst du aus, so dass dessen Rauch das feinstoffliche Wesen der Pflanze freigibt, um dein elektromagnetisches Feld zu klären und zu reinigen. Die Pflanzen sind als Erstgeborene auf der Erde gewachsen, und im Medizinrad werden sie dem Element Wasser zugeordnet. Wenn du den heilenden Rauch aufsteigen lässt und mit einer Feder um dich herumfächelst, lädst du das Element Luft in deine kleine Zeremonie ein. Atme den Rauch ein und fühle die Veränderung in deinem Energiefeld, die sich jetzt gerade vollzieht.

Das Räuchern mit heilenden Pflanzen findet sich in Ritualen rund um den Globus. Die unterschiedlichen Arten des Beifuß beispielsweise werden weltweit für die Reinigung und den Gang über die Schwelle verräuchert. (Oft wächst er auch genau da: an der Schwelle zum

Wald.) Der Beifuß reinigt nicht nur dein Energiefeld, sondern klärt auch deine feinstoffliche Wahrnehmung und Intuition. Er öffnet jenen Bereich in deiner Stirnmitte, der als »Drittes Auge« bezeichnet wird und eng mit deiner Zirbeldrüse und dem Ajna-Chakra korrespondiert. Er öffnet dich für die Wirklichkeit des Waldes. Weitere Räucherpflanzen für die Reinigung sind unter anderen Wacholder, Salbei, Engelwurz, Johanniskraut oder das Harz von Kiefern. Lass dich von den Pflanzen führen, die dich rufen, und fühle dich frei, zu experimentieren und immer feiner zu fühlen, welche Kräfte und Botschaften sie dir offenbaren, während ihr Rauch dich liebevoll umhüllt.

Auch deinen Ritualplatz kannst du mit ihrer Unterstützung reinigen und vorbereiten.

Reinigung mit Wasser

Die rituelle Reinigung mit Wasser findet sich ebenfalls in den sakralen Bräuchen überall auf Mutter Erde. Selbst das Weihwasserbecken oder das Taufbecken in der Kirche sind noch Überbleibsel des Wissens um die große Reinigungskraft des Wassers. In anderen Religionen werden vor dem Betreten des Tempels in einem Wasserbecken die Füße gewaschen (etwa bei den Sikhs). Die Hindus tauchen in ihren heiligen Gewässern gleich dreimal vollständig unter. Heilige und heilende Quellen ziehen auf der ganzen Welt unzählige Pilger an und vor allem Menschen, die der Heilung bedürfen und das Wasser bitten, ihre Krankheiten fortzuspülen. Wasser bedeckt 70 % unserer Erde, und unser Körper besteht ebenfalls zu rund 70 % daraus. Nicht nur die äußere Hülle deines Körpers kannst du mit Wasser säubern, sondern auch die innere, etwa bei der yogischen Darmreinigung, der »Shankaprakshalana«. Diese befreit nicht nur deinen Körper von Giften, sondern auch deinen Geist und deine Emotionen. Doch auch, wenn du einfach unter der Dusche stehst, wird außer deinem stofflichen Körper dein Energiefeld gereinigt. Wenn du dein Bewusstsein dort hinlenkst und fühlend anwesend bist, kann so schon dein morgendliches Duschen zu einem kraftvollen Ritual der Reinigung werden.

Dass wir Menschen als Gesamtheit die Wasser der Erde und die Bewohner des Wassers aufs Gröbste verschmutzen und missachten, hat natürlich weitreichende Folgen. Kann dein Ritual der Reinigung auch ein Ritual der Reinigung des Wassers sein? Kannst du in deinem Ritual das Wasser ehren und mit deiner Dankbarkeit für dessen Leben spendende Kraft in Kontakt sein? In indigenen Kulturen ist es üblich, jedes Ritual »für alle unsere Verwandten« durchzuführen. Und mit den »Verwandten« ist nicht nur die verschrobene Großtante oder irgendeine andere »bucklige Verwandtschaft« gemeint, sondern die gesamte beseelte Welt, die Tiere, die Pflanzen und die Steine, die Elemente, Vater Sonne und Mutter Erde. Alles, was du tust, tust du in Resonanz mit dem großen Ganzen, bewusst oder unbewusst. Wenn du dich nun mit dem Wasser reinigst, mache dir bewusst, dass du dies auch für alle deine Verwandten und für die Wasser dieser Erde tust.

Finde nun im Wald einen Bach oder Fluss, an dem du deine Reinigung durchführen möchtest. Wenn es kein Gewässer in deiner Umgebung gibt, kannst du auch eine Schale mit etwas mitgebrachtem Wasser befüllen. Finde eine angenehme Körperhaltung und kontempliere eine Weile über das Wasser. Welche Bilder und Gefühle tauchen auf? Was bedeutet das Wasser für dich? Welch vielfältige Formen kann Wasser annehmen, vom reißenden Gebirgsbach, den tosenden Meereswellen bis hin zu einem warmen Sommerregen, der dich sanft berührt, oder dem Nebel, der sich im November still über das Land senkt? Verbinde dich ganz bewusst mit dem Geist des Wassers, mit seiner lebenspendenden Kraft, die die Erde fruchtbar macht. Fühle das Wasser in deinem Körper, in deinen Gefäßen strömen, die Schleimhäute benetzen... Spüre den Fluss der Emotionen, die Lebendigkeit einer gurgelnden Quelle.

Wenn du magst, schöpfe ein wenig Wasser mit deinen hohlen Händen, wasche dir Hände und Gesicht, versprenkele es in alle Richtungen, segne mit dem Wasser, reinige mit dem Wasser, benetze den Punkt zwischen deinen Augenbrauen oder was immer dir in den Sinn kommt.

Spiele mit den Wassergeistern, lausche dem fröhlichen Lachen der Undinen oder huldige der Meeresgöttin. Wenn du magst, bitte das Wasser, all das fortzuspülen, was nicht echt ist. In das Wasser eintauchend, tauche ein in die Wirklichkeit, in diesen Augenblick, erfahre, dass es vielleicht gar nichts zu bereinigen gibt.

Reinigung mit der Luft

Bestimmt hast du schon einmal erlebt, wie reinigend und befreiend es sein kann, wenn die Geister der Luft dir ihre Winde schicken, wenn herbstliche Stürme über das Land ziehen oder du oben auf dem Gipfel eines Berges tief die klare, reine Gebirgsluft in deine Lungen saugst. Auch die sanfte Brise eines Sommerwindes kann behutsam deine Sorgen und Nöte davontragen, während sie deine Haut streichelt.

Nicht umsonst haben wir die Pranayama-Übungen an den Anfang des Praxisteils gestellt, denn das Element Luft trägt dich auf der Welle deines Atems immer tiefer in diesen Augenblick. Der Atem reinigt deinen Körper, indem er dessen Säuren-Basen-Gleichgewicht reguliert, und er klärt deinen Geist, trägt dich tief in die Wirklichkeit deines Körpers. Du kannst dich auch mit Hilfe der dort beschriebenen Übungen auf dein Naturritual vorbereiten, zum Beispiel mit der »Wolfatmung«.

Reinigung mit Erde

Die Erde ist das Element, welches uns Festigkeit und Stabilität verleiht. Die Erde trägt uns und nährt uns; sie formt unseren Körper. Es gibt besonders heilkräftige Erden, die weltweit therapeutisch eingesetzt werden; es gibt Moorbäder, Fango-Packungen, Wickel mit Tonerden; ja, wir können manche Erden sogar zur Reinigung des Körpers und zur Versorgung mit Mineralien einnehmen.

Manche Sadhus in Indien reiben ihren Körper mit der Asche der Feuer, in denen Verstorbene verbrannt werden, ein, wobei sie sich nicht nur der körperlich reinigenden und desinfizierenden Wirkung der Asche bedienen, sondern vor allem eine feinstoffliche Reinigung anstreben: Sie erinnern sich damit gezielt der Vergänglichkeit ihres Körpers und reinigen sich von der Identifikation damit, um sich zu erinnern, wer sie im Innersten ihres Wesens sind.

Doch ein Reinigungsritual mit Erde kann zunächst auch eine wundervolle Möglichkeit sein, diesen Körper zu ehren und zu achten, eine sinnliche Verbindung mit der Erde einzugehen. Das folgende Ritual ist nicht nur ein Reinigungsritual, soll aber dennoch an dieser Stelle aufgeführt werden.

Besorge dir dafür eine gute Tonerde, wenn du magst auch mehrere verschiedenfarbige Erden. Dieses Ritual macht in einer Gruppe besonders viel Spaß. Finde – am besten an einem warmen Sommertag und in der Nähe eines Gewässers – einen schönen Platz im Wald, an dem du ungestört bist und dich wohlfühlst. Wenn du magst, lege deine Kleider ganz oder teilweise ab und rühre aus der Erde mit etwas Wasser eine breiige Masse an. Entdecke die Erde nun mit deinen Händen; erlaube dir, damit zu spielen, einfach so, ohne Sinn und Zweck.

Schmiere deine Hände mit der kühlen Erde ein, vielleicht auch deine Unterarme... Die Erde, die dich nährt... Vielleicht gibt es Bereiche deines Körpers, die deiner besonderen Aufmerksamkeit, der Heilung bedürfen. Wenn du magst, trage auch dort die Erde auf... Folge deinen Impulsen.

Wenn es dir angenehm ist, trage – vielleicht auch mit etwas Hilfe von einem Freund –auf deinem ganzen Körper Erde auf. Vielleicht möchtest du mit der Erde auch Linien oder Symbole malen. Wenn du mehrere farbige Erden verwendest, schau, wo jetzt welche Farbe hinsoll, welche Form... Trage die Erde auch auf dein Gesicht und deine Haare auf.

Wie ist es, dich mit dieser Erde zu berühren?

Und schließlich, wenn dein Körper mit Erde bedeckt ist: Wie fühlst du dich in dieser Haut aus Erde? Was bedeckt diese Erde?

Seltsamerweise fühlen sich die meisten Menschen unter einer Schicht Erde nicht nackt – auch dann nicht, wenn sie sämtliche Kleidung abgelegt haben. Fühlst du dich eins mit dem Erdelement, verbunden mit der Erde, auf der du stehst? Oder fühlt sich die Erde auf deiner Haut fremd an? Was bringt die Erdbemalung zum Ausdruck?

Oft entsteht eine »Bemalung«, die sich sehr vertraut anfühlt, sehr nah, irgendwie echter als das, was Menschen sonst von sich zeigen. Wer ist der Mensch hinter dieser Bemalung?

Wenn du magst, bewege dich ein wenig durch den Wald oder lege dich in die Sonne und lasse die Erde auf deinem Körper trocknen. Fühlst du die Kraft der Erde auf deiner Haut? Spannt die Haut, wenn die Erde trocknet? Vielleicht fühlt es sich irgendwann so an, als würde diese Erdenhaut nicht mehr passen, als wäre dieses Gewand für dich zu eng geworden. Du selbst fühlst, wann der Zeitpunkt für deine »Häutung« gekommen ist.

Vielleicht möchtest du einen Teil der angetrockneten Erde einfach von deinem Körper »abrubbeln«. Das hat einen wunderbaren Reinigungseffekt auf deine Haut und entfernt Unreinheiten und abgestorbene Hautschüppchen.

Wenn du magst, wende dich nun dem Wasserelement zu. Wenn ein Gewässer in der Nähe ist, in das du mit deinem ganzen Körper eintauchen kannst, kann dies eine wunderbare Erfahrung sein, die Erde (bzw. deine »alte Haut«) dem Wasser zu übergeben. Wasche deinen Körper und bereite dich dann langsam auf den Augenblick vor, wieder aus diesem Wasser aufzutauchen: Es ist ein sehr sensibler Moment!

Vielleicht fühlst du dich nun plötzlich nackt, sehr empfindsam – ein wenig, wie ein Küken, das gerade die schützende Eierschale verlassen hat. Dein Körper ist nun irgendwie neu, sehr rein, sehr offen. Sei nun sehr liebevoll mit dir. Wenn du magst, hülle dich in eine Decke und spüre nach. Fühle deine Lebendigkeit, dieses Fließen, deine Hautoberfläche... Neugeboren aus der Erde.

Der Gruß an die Sonne

Unser Leben hier auf dieser Erde, das Leben der Pflanzen, der Tiere und all der mannigfachen Formen hängt vom Licht der Sonne ab. Sie ist unser Lebenslicht, sie gibt unserem Leben seinen Rhythmus und mit jedem Morgen und nach jedem langen Winter Hoffnung; sie »befruchtet« unsere Mutter Erde, so dass die Pflanzen, die uns Nahrung sind, gedeihen. Im Zeitalter des künstlichen Lichtes, der »Lichtverschmutzung« und der Supermärkte ist uns die existentielle Bedeutung des Sonnenlichtes für unser Leben häufig nicht mehr fühlbar. Doch wir werden krank, wenn es uns an Sonnenlicht fehlt. Unser Körper kann dann nicht genügend Vitamin D herstellen. Im Winter, wenn die Tage hierzulande kurz und dunkel sind, produziert unser Körper zudem vermehrt das Schlafhormon Melatonin, welches – wenn wir zu viel davon haben – in die gefürchtete Winterdepression führt.

Wollen wir unsere Verbindung zum Himmelslicht wieder bewusst fühlen lernen, ist ein Blick auf unsere Ahnen und indigene Kulturen hilfreich. Für unsere Ahnen waren, wie wir bereits gesehen haben, die Feste und Bräuche aufs engste mit dem Lauf der Sonne durch den Jahreskreis verbunden. In vielen Kulturen wird die Sonne als Gottheit verehrt, oft in einer männlichen Qualität: Der Sonnengott ist der Geliebte der Erde, er wird aus der Erde Jahr für Jahr zur Wintersonnenwende neu geboren, wächst in seine Kraft, heiratet die Vegetationsgöttin, die Erde selbst (in unserem Kulturkreis zu Beltane im Mai), wobei der göttliche Liebesakt zur Sommersonnenwende seinen Höhepunkt findet und nun der »Abstieg« beginnt, die Kräfte des Sonnengottes allmählich wieder ersterben. Im Einklang mit diesem Werden und Vergehen feierten unsere Ahnen Feste, die auch in unsere Zellen noch eingebrannt sind und zum Teil in christlichen Bräuchen überdauert haben; sie brauchen nur wieder entdeckt zu werden. Analogien dazu finden wir auf der ganzen Welt.

Zumeist gilt die Sonne als männlich, der Mond und die Erde als weiblich (in nordischen Kulturen ist das manchmal andersherum, da stehen mehr die mütterlich wärmenden als die scharf brennenden

Qualitäten der Sonne im Vordergrund). Schöpfung vollzieht sich, wenn männliche und weibliche Kräfte sich in einem Gleichgewicht befinden. Das lehrt uns auch Yoga. Ha-tha (die Yogaform, auf der alle weiteren, heute praktizierten Formen gründen, nennt sich Hatha-Yoga) meint genau das : »Ha« ist die Sonne, »Tha« der Mond. Von den 72.000 Nadis (= Energiebahnen in unserem Körper, mit denen Yoga, aber auch die ayurvedische Medizin arbeitet) gibt es drei Hauptnadis: Sushumna Nadi in der Mitte unseres Wirbelkanals, sowie Ida Nadi (oder der Mondnadi) und Pingala Nadi (oder der Sonnennadi), die Sushumna säumen beziehungsweise sich in den einzelnen Energiezentren (Chakren), die sie durchlaufen, kreuzen. Das Ziel von Yoga ist, dass die Energie durch Sushumna strömt, was genau dann geschieht, wenn Ida und Pingala, wenn Mond und Sonne sich in einem Gleichgewicht befinden.

In vielen Traditionen wird auch eine Analogie zwischen der Sonne und unserem menschlichen Herzen gefühlt. »Das Licht der Welt« verkörpert unser höchstes Potential des Menschseins und steht für das, was die christlichen Mystiker »Erleuchtung« nannten. Auf der ganzen Welt gibt es den Brauch, des Morgens das Licht der Sonne zu begrüßen. Dieser Gruß gilt nicht nur dem Licht im Außen, sondern auch dem Licht in unserem Inneren. Es kann ein wunderschöner Start in den Tag sein, dich am Morgen mit dem Sonnenlicht, mit deiner Dankbarkeit für all das, was es dir schenkt, und mit dem Licht in deinem eigenen Inneren zu verbinden.

In Nepal gibt es beispielsweise ein Mudra, eine besondere Handhaltung für den Gruß an die Sonne, durch welche die Menschen am Morgen bei Sonnenaufgang das Himmelslicht begrüßen.

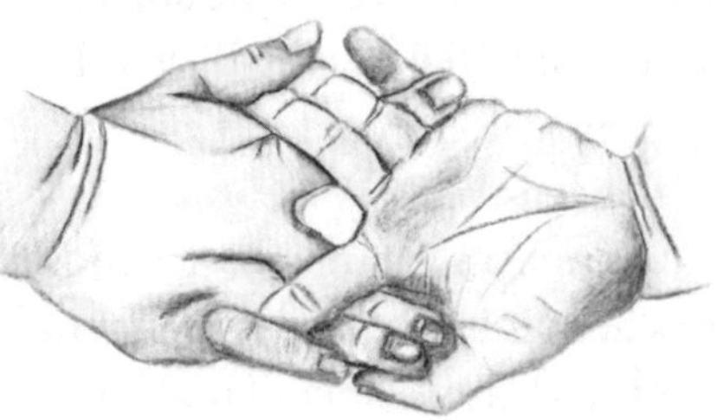

»Surya Namaskar«, der Sonnengruß, ist als Übungsfolge den meisten Yoga-Praktizierenden bekannt. »Surya Namaskar« ist dabei mehr als eine Folge von Aufwärmübungen vor oder zwischen der eigentlichen Yogapraxis, wie es in vielen Yogaschulen heutzutage beschrieben wird. Der Gruß an die Sonne ist ein Gebet an die Sonne, ein Gebet, welches du mit dem ganzen Körper betest und womit du an eine Tradition anknüpfst, an einen Ritus, der noch sehr viel älter ist als Yoga. Du richtest dich mit deinem ganzen Sein auf die Sonne aus.

Mit jeder der zwölf Körperhaltungen des Sonnengrußes ist ein Mantra verknüpft, ein Gebet, welches sich an einen dem Ausdruck der Asana entsprechenden Aspekt des Lichtes wendet. Es sind die zwölf Namen der Sonne, die dich daran erinnern, dass auch du in deiner Essenz Licht bist.

Schaue einmal, ob du die traditionellen Positionen und Mantras erforschen oder auf deine ganz eigene Weise das Licht der Sonne begrüßen magst. Vielleicht möchtest du auch die traditionellen Haltungen einnehmen und ihre Qualität erforschen und diese dann in deinen eigenen Worten zum Ausdruck bringen. Wichtig ist, dass du fühlen kannst, was geschieht, dass du eine Verbindung zum Licht und der enormen Kraft der Sonne herstellst, beziehungsweise die Verbindung (wieder) entdeckst. Als Ritual bleibt der Sonnengruß weitgehend wirkungslos, wenn du einfach mechanisch eine vorgegebene Abfolge vollziehst. Erlaube dir, zu erforschen und zu spielen. Tauche in dieses Licht ein, das du bist!

Hier die traditionellen Mantras und eine mögliche Übersetzung:

Om Mitraya namaha. – Ich verneige mich vor dem Licht, das alles und alle liebt.

Om Ravaye namaha. – Ich verneige mich vor dem Strahlenden.

Om Suryaya namaha. – Ich stehe staunend vor der strahlenden Lebenskraft.

Om Bhanave namaha. – Ich grüße das Licht, das alles erleuchtet und erstrahlen lässt.

Om Khagaya namaha. – Ich grüße das Licht, das sich durch die Lüfte bewegt und alles in Leichtigkeit trägt.

Om Pushne namaha. – Ich grüße das Licht, das Kraft und Stärke verleiht.

Om Hiranyagarbhaya namaha. – Ich grüße das Licht, das alles als goldenen Keim in sich enthält, das goldene, kosmische Selbst.

Om Marichaye namaha. – Ich grüße das Licht der erwachenden Morgenröte (des Bewusstseins).

Om Adityaya namaha. – Ich grüße das Licht, das ein Kind der Liebe selbst, der kosmischen Mutter ist.

Om Savitre namaha. – Ich grüße die alles erschaffende liebende Kraft, die Große Mutter.

Om Arkaya namaha. – Ich grüße das Licht, das ich schon immer verehrt, schon immer geliebt habe.

Om Bhaskaraya namaha. – Ich grüße das Licht, das die Ursache aller Schönheit ist und mich in die Freiheit trägt.

Die Asanas des Sonnengrußes

Pranamasana: Stehe wie ein Baum und lege die Hände vor der Brust zusammen.

Atme aus.

Hasta Uttanasana: Hebe *einatmend* die Arme über den Kopf, öffne deine Arme, die Brust ganz weit. Kopf und Rumpf beugen sich etwas nach hinten, dein Becken schiebt sich nach vorne. Dein Bauch beginnt vielleicht ein wenig zu zittern.

Padahastasana: Beuge dich aus dem Becken heraus nach vorne. Die Hände berühren die Erde neben oder vor deinen Füßen; die Beine sind, wenn möglich, gestreckt. *Ausatmend* verneigst du dich vor dem Licht.

Ashwa Sanchalanasana: Bringe das rechte Bein nach hinten, während du das linke beugst. Hebe deinen Oberkörper, wobei deine Hände auf der Erde bleiben und schaue in die Weite des Himmels über dir. *Atme dabei ein.*

Parvatasana: Bringe den linken Fuß zum rechten, beide Beine und Arme sind nun gestreckt, hebe deinen Po zum Himmel, die Fersen ziehen zur Erde. Das Brustbein strebt Richtung Knie, so dass die Arme exakt in Verlängerung des Oberkörpers sind, der Kopf hängt dazwischen. *Atme dabei aus.*

Ashtanga Namaskara: Beuge deine Arme und senke deinen Körper zur Erde, so dass Zehen, Knie, Brust, die Hände und das Kinn die Erde berühren, während Hüfte und Bauch abgehoben sind. *Halte den Atem.*

Bhujangasana: Hebe deinen Oberkörper vom Nabel aus, wobei du die Arme streckst und den Kopf nach hinten beugst. *Atme dabei ein.*

Parvatasana: Hebe nun den Po und bringe den Oberkörper nach unten (s.o.). *Atme dabei aus.*

Ashwa Sanchalanasana: Beuge das linke Knie und bringe den linken Fuß zwischen deine Hände. Bringe dabei das rechte Knie zur Erde (s.o.). *Atme ein.*

Padahastasana: Bringe den rechten Fuß neben den linken (s.o.). *Atme aus.*

Hasta Uttanasana: Hebe aus dem Becken heraus deinen Oberkörper und beuge ihn nach hinten. Die Arme sind geöffnet und über den Kopf gestreckt (s.o.). *Atme ein.*

Pranamasana: *Ausatmend* richte dich wieder auf und bringe die Hände vor der Brust zusammen in Anjali Mudra, in die Gebetshaltung.

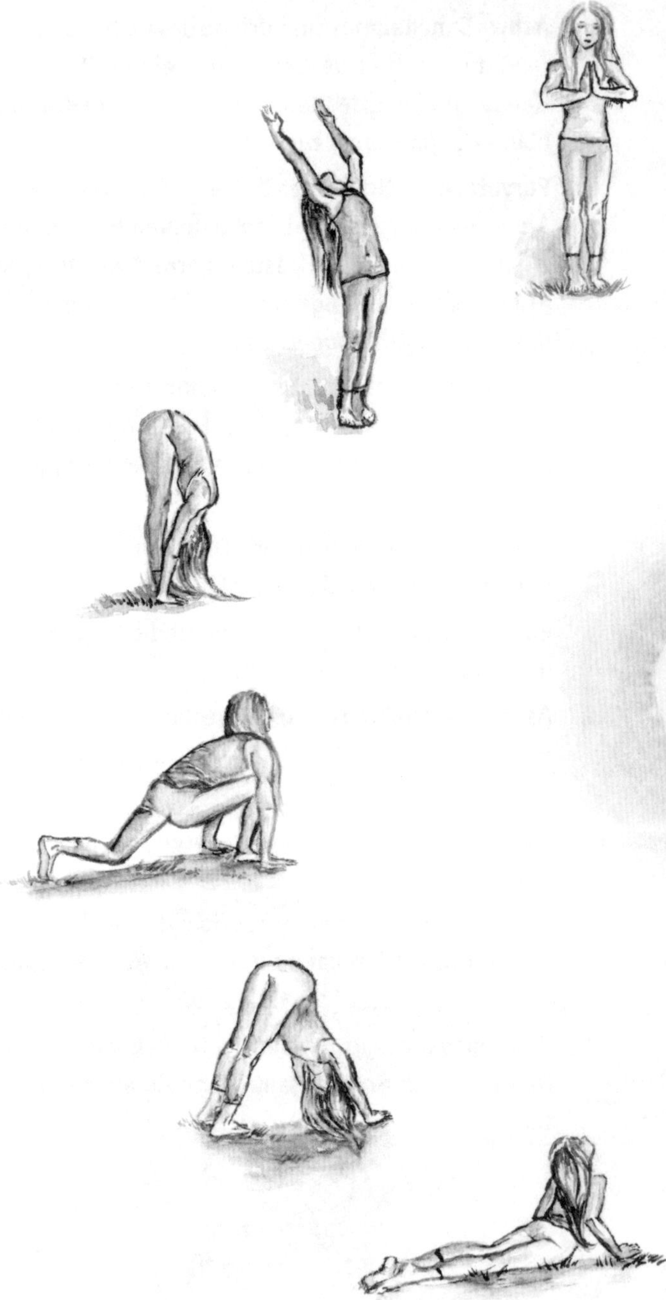

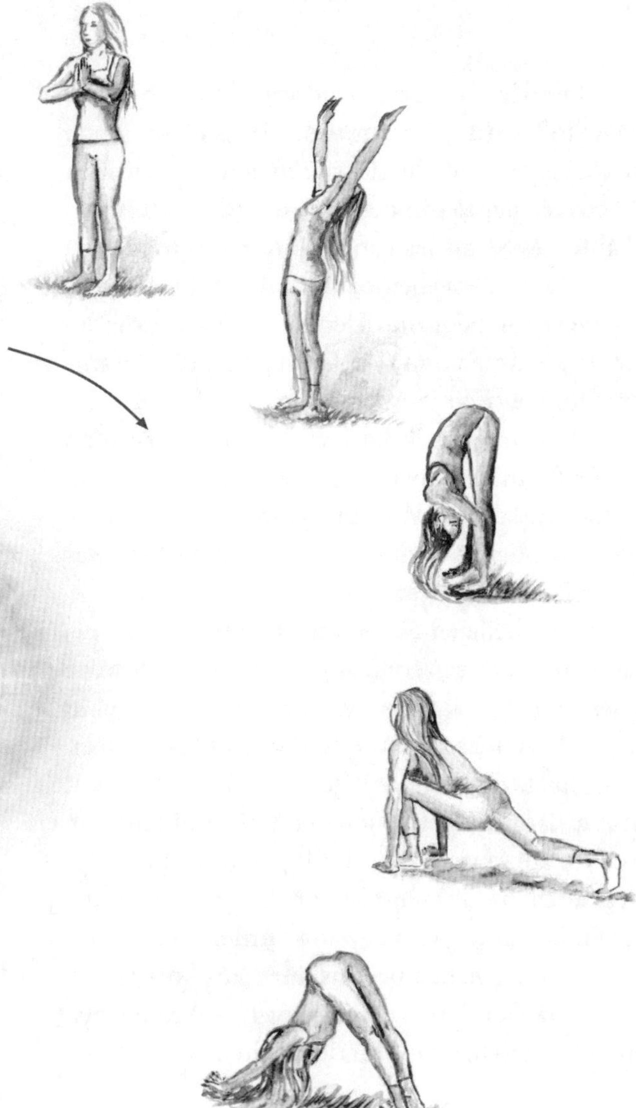

Baum-Puja

Das Himmelslicht, welches wir im Sonnengruß verehrt haben, wird in den grünen Pflanzen Stoff, wird zur Form, welche uns so die Sonne selbst als Nahrung darbringen. Und wie sie, stammen auch wir vom großen Baum des Lebens ab, der tief in der Ewigkeit wurzelt und als Nabel der Welt, als Mitte des Seins das ganze Universum trägt. Wie wir gesehen haben, ist das Motiv des Lebensbaumes, des Weltenbaumes universell*, und wir finden es bis heute in vielen Kulturen lebendig. So vieles können wir von den Bäumen und von ihrem perfekten Zusammenspiel im Wald lernen. Weltweit wurden und werden Bäume im Ritual verehrt. Menschen gehen mit ihren Fragen und Anliegen zu ihnen, hängen bunte Stoffe mit ihren Wünschen in ihr Geäst und nutzen auf schamanischen Reisen die Wurzeln als Einstieg. Die Bäume sind ihnen Mittler zwischen den Welten und Kenner all dessen, was verborgen im Schoß der Erdmutter liegt.

Während hierzulande die heiligen Haine und verehrte Baumpersönlichkeiten abgehackt und deren Verehrung einst von der Kirche verboten wurde, ist der Brauch, Bäume zu verehren zum Beispiel in Indien und Nepal noch höchst lebendig. Wir finden dort kaum einen Tempel, kaum einen Dorfplatz oder eine heilige Stätte, deren Zentrum der Verehrung nicht ein Baum bildet (manches Mal symbolisch in Form eines Lingams**) – zumeist ist dies der Pipal, jenes mächtige Baumwesen, unter dem auch Buddha einst erfuhr, dass jede Trennung sich auflöste, und der Einheit allen Seins gewahr wurde.

Manche Bräuche und Rituale haben bei uns durchaus überdauert, wenn auch in etwas entfremdeter Form (zum Beispiel als Weihnachtsbaum oder Maibaum – ebenfalls Symbole für den Weltenbaum). Doch

* Siehe dazu *Der Geist der Bäume* von Fred Hageneder; vergl. Literaturverzeichnis.

** Das ist der Phallus des Shiva, des göttlich Männlichen, welcher im Schoß (Yoni) der Shakti, des Urweiblichen, ruht beziehungsweise aus diesem Schoß hervorgeht. Aus der Vereinigung dieser beiden Urkräfte, um die es ja auch im Yoga geht, geht die gesamte Schöpfung hervor. Bäume verkörpern diese Vereinigung in sich, weswegen am Fuß der heiligen Bäume in Indien oft ein in der Yoni ruhender Lingam aufgestellt wird.

haben wir auch schon zu hören bekommen, wir hätten hier ja gar nicht solch verehrungswürdige Bäume wie den Pipal. Aber das stimmt nicht: Ein jeder Baum verdient unsere Verehrung! Ein jeder Baum ist verbunden mit dem Wesen des Weltenbaums, kann uns Erinnerer, kann uns Tor sein, tief in diesen gegenwärtigen Augenblick einzutauchen. Wenn wir uns einlassen, nimmt er uns mit in eine ganz andere Qualität von Zeit, in eine ganz andere Seinserfahrung. Doch natürlich haben unterschiedliche Bäume auch eine unterschiedliche Ausstrahlung, und die von alten Bäumen ist eine andere als die von kleinen Schösslingen. Natürlich ist es auch kein Zufall, wo und wie sie gewachsen sind und welchen Baum du gerade jetzt für deine Puja wählst.

Uns ist es ein Anliegen, ihm in unserer Baum-Puja unseren Dank darzubringen. »Puja« bedeutet »Verehrung«. Doch wir haben Pujas erlebt, in denen eben nicht der Dank und die Verehrung im Vordergrund standen, sondern ein Handel mit dem Göttlichen, verkörpert im Baum. Wie oben beschrieben, brachten die Menschen dem Baum ihre Wünsche und Anliegen und legten im Tausch ihre Opfergaben an dessen Stamm nieder – manches Mal, ohne überhaupt eine wirkliche Beziehung mit dem Baum einzugehen.

Baum-Puja

Für deine Baum-Puja spüre bereits vor dem Losgehen in dich hinein, was gefragt ist. Gibt es Opfergaben für den Baum, die du gerne mitnehmen möchtest? Natürlich sollte es sich nur um Opfergaben handeln, die das ökologische Gleichgewicht von Baum und Wald nicht stören; schwermetallhaltige Tikka-Farben*, Plastik oder Ähnliches gehören nicht dazu. Das kann etwas Milch oder Honig sein, ein paar Samenkörnchen, Erdfarben, Steine oder was auch immer gerade ruft. Es muss keine stoffliche Opfergabe sein, doch etwas, was dir sehr am Herzen liegt und somit von Herzen kommen kann.

* In Indien werden symbolisch für unser Blut oft rote Farben verwendet, die sogenannten Tikka-Farben.

Vielleicht möchtest du auch Symbole für die Elemente, Musikinstrumente oder anderes mitnehmen.

Gehe nun los und lass dich von einem Baum rufen; dein »Ahnsinn« ist wahrscheinlich schon mit ihm in Verbindung getreten und wird dich sicher führen.

Wenn du »deinen« Baum gefunden hast und dich willkommen fühlst, betrachte ihn zunächst aus einiger Entfernung. (Vielleicht stehst du schon direkt vor ihm; dann geh noch einmal etwas weiter weg.) Nähere dich ihm dann sehr bewusst.

Du kannst spüren, wie du, wenn du in sein Energiefeld eintrittst, durch mehrere Schichten hindurchgehst und schließlich an seinem Stamm ankommst.

Finde einen bequemen Platz, an dem du dich niederlassen magst. Vielleicht möchtest du den Stamm fühlen, dich anlehnen. Wenn du magst, kannst du die oben beschriebene Übung »Atmen mit einem Baum« praktizieren.

Für die Puja setze oder stelle dich dann aufrecht und dem Baum zugewandt hin. Erlaube dir, ganz anwesend zu sein, ganz bewusst anzukommen in diesem Augenblick. Dein Körper ist dir ein Tor.

Fühle den »Baum« in der Mitte deiner Wirbelsäule, die Verwurzelung mit der Erde... und tritt dann ganz bewusst mit dem Wesen des Baumes in Beziehung. Auch wenn du gar nicht weißt, was das heißt oder wie das geht: In dem Moment, in dem du diesen Impuls setzt, wird sich etwas in dir verändern – je feiner du in deinem Körper anwesend bist, desto feiner wirst du dies spüren. Und natürlich beginnt eure Beziehung nicht erst jetzt, sondern, genau genommen besteht sie schon, seit du zu Hause losgegangen bist und, noch genauer, über jede Zeit hinweg.

Mache dir bewusst, dass dieser Baum hier stellvertretend für den Baum des Lebens steht und für alle Bäume, und dass es diese Bäume sind, die dir dein Leben schenken. Kannst du deine Dankbarkeit fühlen?

Wenn du gerade keinen Zugang zu deiner Dankbarkeit haben solltest, nimm das wahr, mach nun keinen Anspruch daraus, sondern nimm es so, wie es jetzt gerade ist. Es geht schließlich nicht um Konzepte; der Baum ist da viel weniger streng mit dir, als du es vielleicht bist; er lässt sich aber auch nicht anlügen, da er deine Schwingung und nicht deine Gedanken empfängt.

Vielleicht kannst du dieses Strömen in der Mitte deiner Brust wahrnehmen und wie du über diesen Bereich die Verbindung zu dem Baum verstärkst. Beobachte nun die Impulse, die auftauchen. Vielleicht möchtest du den Baum berühren, Töne oder ein Lied für ihn anstimmen, eine Geste ausführen oder deine Opfergaben liebevoll plazieren, Räucherwerk oder ein kleines Licht entzünden. Vielleicht wird es auch einfach ganz still in dir.

Es gibt sehr viele Arten, dem ehrwürdigen Baumwesen »Danke« zu sagen. Vielleicht spürst du auch die Tendenz in dir, etwas »haben« zu wollen – und sei es auch nur eine besondere Erfahrung. Verurteile das nicht; auf der Ebene des Gruppenbewusstseins hast du gelernt, immer irgendeinen Handel zu treiben. Doch bleib anwesend mit allem, was ist. Selten entspricht das, was ist, deinen Erwartungen – doch du kannst merken, wie der Sog deiner Erwartungen dich immer wieder aus der Gegenwart fortzieht. Kannst du anwesend bleiben, den Erwartungen zuschauen, all den Gedanken und Gefühlen, ohne den Kontakt zum Baum, den Kontakt zu dir zu verlieren? Kannst du den Bildern, all diesen Geschichten zuschauen, die kommen und gehen, wie die Bilder auf einer Kinoleinwand? Kannst du gleichzeitig die Präsenz des Baumes wahrnehmen, der völlig unangetastet von all diesen Geschichten dasteht und dir dein Leben schenkt? Kann deine Gegenwart auch dem Baum ein Geschenk sein? Du wirst merken, wann es Zeit ist, dich für diesmal von diesem Baum zu verabschieden (auf einer anderen Ebene gibt es diesen Abschied natürlich gar nicht) und dich auf den Rückweg zu begeben...

Der Sitzplatz

Dieses Ritual ist eine Basisübung aus dem Coyote Mentoring, das auf Tom Brown jun. zurückgeht und das Fundament der heute gängigen Wildnispädagogik bildet.

Mache dir, noch bevor du aufbrichst, bewusst, dass du heute einen ganz besonderen Ort finden wirst. Wenn du Impulse hast, das ein oder andere einzupacken, folge dem. Gut ist, eine Sitzunterlage, etwas zu trinken, vielleicht auch etwas zu schreiben mitzunehmen. Und nun gehe los und lass dich von diesem Ort rufen.

Gehe – wenn möglich – mit dem Eulenblick und im Fuchsgang. Falls du in der Stadt bist (auch dort ist es möglich, diese Übung zu praktizieren) und dir lächerlich vorkommst, wenn du so gehst, dann gehe in einer Weise, die dir jetzt kein Unbehagen bereitet. Wenn du in den Wald gehst, überschreite ganz bewusst die Schwelle und folge dem Ruf deines Ortes.

Gehe weiter, ohne zu suchen.

Schließlich wirst du an einen Ort kommen, an dem du dich jetzt wohlfühlst, an dem du gerne verweilen magst. – Er sollte nicht zu weit von deinem Wohnort entfernt sein. Lasse dich dort nieder und werde ganz still. Nimm deinen Atem wahr, der ganz natürlich fließt, deinen Körper, die Verbindung zur Erde. Vielleicht lehnst du auch an einem Baum.

Erlaube dir, ganz bewusst anzukommen, jetzt hier, in deinem Körper... an diesem Ort.

Den Blick noch immer ganz weich und weit... ohne Fokus und doch sehr wach... schaue dich um. Lausche all den Klängen die dich umgeben... rieche... fühle... ahne, was es hier zu entdecken gibt. Lasse deine Sinne ganz empfangend sein... Erwarte nichts, doch sei offen für das, das ist.

Merke auch die Widerstände, die da sind. Vielleicht wird es dir schrecklich langweilig, vielleicht ist es zu warm oder zu kalt, es sind

Ameisen da oder es gibt sonst etwas, gegen das du bist. Diskutiere nicht mit diesen Widerständen, doch hab auch nicht den Anspruch, dass sie sich auflösen sollten. Beobachte sie.

Vielleicht entsteht auch der Impuls, hier etwas zu tun, eine bestimmte Körperhaltung einzunehmen oder Gesten zu formen, deinen Sitzplatz bequemer zu gestalten, einen kleinen Altar zu bauen... Doch schaue genau hin, ob du dich mit der Handlung ablenken oder betäuben möchtest oder ob dieser Impuls aus einer tiefen Gegenwärtigkeit erwächst.

Irgendwann – es können Minuten oder auch Stunden sein (je nachdem, wie du dich eingerichtet hast) – begib dich auf den Rückweg.

Von nun an gehe so oft dir das möglich ist an diesen Platz und verbringe Zeit hier. Halte dich zu unterschiedlichen Tageszeiten und Jahreszeiten hier auf, im Sommer wie im Winter. Merke, wie du in eine immer tiefere Kommunikation mit diesem Ort und seinen Wesen eintrittst.

Das Rad des Lebens

Gehe hinaus in den Wald. Wenn du die Sitzplatz-Übung bereits praktizierst, bewege dich in der Umgebung deines Sitzplatzes. Verbinde dich nun mit dem Wesen der Steine und lasse dich von acht Steinen rufen, die heute für ein Ritual von dir gefunden werden wollen. (Wenn es weniger oder mehr Steine sind, vertraue deinem Empfinden.) Wenn du die Steine gefunden hast, nimm sie an dich.

Gehe nun an deinen Sitzplatz und mache es dir dort bequem. (Du kannst sonst auch an einem anderen Platz, der dich jetzt ruft, mit dem Rad des Lebens arbeiten.) Fühle, wie es sich anfühlt, in der »Mitte« dieses Ortes zu sitzen, in der Mitte deines Körpers, vollkommen gegenwärtig, jetzt hier. Es ist der Punkt in der Mitte des Kreises, an dem der Lauf der Zeit in der Ewigkeit wurzelt. Wenn du magst, verwurzele dich ganz bewusst in der Erde; stelle dir vor, wie kleine, feine Wurzeln sich von deinem Beckenboden ausgehend behutsam in die Erde tasten. Fühle, wie du dich gleichzeitig aufrichtest, ganz in der Mitte, ganz jetzt.

Wenn du eine Weile so gesessen hast, wende dich dem Osten zu. Fühle, wie »Osten« sich anfühlt, welche Qualitäten du dort wahrnimmst. Gibt es ein Element, dessen Kraft im Osten für dich deutlicher wahrnehmbar ist als andere? Bilder von Tieren, von Pflanzen? Wenn du magst, mache dir ein paar Notizen zum Osten deines Ortes. Wenn du soweit bist, lege dort einen deiner mitgebrachten Steine ab.

Setze dich wieder in die Mitte, erlaube dir erneut, ganz dort anzukommen und wende dich dann dem Süden zu. Nimm die Qualität von »Süden« hier an diesem Ort wahr. Verfahre, wie oben beim Osten beschrieben.

Fahre nun mit den anderen Himmelsrichtungen so fort. Erinnere dich immer wieder daran, ganz hier, ganz jetzt und in deinem Körper anwesend zu sein. Vergiss alles, was du vielleicht über ähnliche Rituale gelesen oder gehört hast; fühle, was du jetzt fühlst.

Wenn die vier Steine in den vier Himmelsrichtungen liegen, wende dich auf dieselbe Weise den Zwischenrichtungen zu und lege dort vier weitere Steine.

Schließlich liegen acht Steine in einem Kreis um dich herum. Fühle erneut, wie es sich anfühlt, in der Mitte dieses Kreises zu sein. Wenn du weniger Steine mitgebracht hast, besteht dein Rad vielleicht aus weniger Steinen oder heute ist noch nicht der Zeitpunkt, das Rad zu vervollständigen. Wenn du mehr Steine mitgebracht hast, spüre hin, wo sie liegen möchten. Vielleicht möchtest du Linien von den Hauptrichtungen zu deinem Sitzplatz in die Mitte legen. Oder es gibt noch einen weiteren Kreis oder mehr Steine in deinem Außenkreis. Erlaube dir, zu spielen, erlaube dir, fühlend anwesend zu sein; es gibt kein »Richtig« oder »Falsch« an äußeren Kriterien bemessen. Fühle, was für *dich* stimmig ist, in Resonanz mit diesem Ort, mit der Mitte dieses Ortes, die zugleich deine eigene Mitte ist.

Du entscheidest, wann es gut ist, wie lange du vielleicht noch verweilen möchtest und ob und wie du dein Rad weiter gestalten möchtest. (Vielleicht findest du beim nächsten Gang durch den Wald noch das eine oder andere Geschenk für deinen Ort; vielleicht möchtest du Farben mitbringen und manche Steine bemalen; folge deinen spontanen Impulsen, in deinem Rad spielerisch anwesend zu sein.)

Der Lebensweg

Sitze wieder in der Mitte deines Rades, komme ganz dort an. Vergegenwärtige dir, dass du dein Rad symbolisch auch als deinen Lebensweg betrachten kannst. Auch wenn du meinst, dein Lebensweg sei eher linear und nicht kreisförmig, lasse dich einfach einmal auf dieses Spiel ein. Es gibt auf dem Kreis keinen Anfangs- und keinen Endpunkt.

Wende dich nun dem Nordwesten zu und doch stelle dir vor, hier im Nordwesten wäre der Zeitpunkt deiner Zeugung. Sei dir deiner Empfindungen und Gedanken hier bewusst, der Bilder und Emotionen.

Gehe nun, in Gedanken oder körperlich (je nach Größe deines Rades), weiter dein Rad entlang. Wie fühlt sich der Bereich zwischen Nordwesten und Norden an, die Zeit der Schwangerschaft?

Schließlich im Norden: deine Geburt! Achte auf deine Empfindungen und Bilder, die auftauchen.

Gehe auf diese Weise weiter in deinem Rad. Im Nordosten gehst du durch deine Säuglingszeit, im Osten die Kindheit, im Südosten die Jugend.

Im Süden bist du vollkommen erwachsen, auf der Höhe deiner Kraft, im Südwesten gehst du langsam in die nächste Lebensphase. (Frauen gehen hier langsam in die Wechselzeit zwischen der körperlich fruchtbaren Lebensphase und der der »Weisen Alten«.)

Im Westen erreichst du die »Reife« des Alters, eine Zeit größter Fülle, um dann allmählich an körperlichen Kräften abzunehmen und dich schließlich von dieser Form zu verabschieden.

Wo auf deinem Rad stehst du jetzt gerade in deinem Leben? Und kannst du merken, dass, wenn du ganz da stehst, wo du stehst, die Vergangenheit und die Zukunft in einem Punkt verschmelzen? Mehr noch, wenn du jetzt vollkommen anwesend bist, dann bist du die Mitte dieses Rades. Das Rad dreht sich weiter. Die Form entwickelt sich im Lauf des Rades weiter, doch du bist davon unangetastet – nicht, weil du den Lauf des Rades verneinst, sondern weil du da, wo du jetzt gerade bist, vollkommen in das Wunder deines Lebens eintauchst.

Die Vergangenheit ist vergangen und die Zukunft noch nicht da, und doch gibt es so viele Bilder, so viele Geschichten. Du kannst sie dir anschauen und sie weiterziehen lassen. Wie in einem Kinosessel sitzt du in deiner Mitte und schaust dir den Film deines Lebens an. Manche Bilder mögen dich traurig stimmen, andere wieder fröhlich, doch du lässt sie ziehen, all diese Bilder.

Vielleicht merkst du, dass in manchen Ereignissen noch sehr viele Emotionen hängen, dass du sie sogar mit diesen Emotionen festhältst. Wie ist es, wenn sie nun vorüberziehen? Empfindest du Lust an diesen Emotionen, üben sie einen Sog aus oder bleibst du »Zuschauer«? Vielleicht kannst du dann sogar beobachten, wie die Emotion sich auflöst und eine immense Kraft an dich freigibt, die zuvor gebunden war.

Wie intensiv und wie lange du in diese Übung eintauchst, ob du sie vielleicht gemeinsam mit einem erfahrenen Begleiter durchführen magst, ob du dir den ganzen Film oder jeweils einzelne Passagen anschaust, entscheidest natürlich du allein.

Das Rad des Jahres

Sitze in der Mitte deines Rades und wende dich dem Nordwesten zu: Im achtspeichigen Rad unserer indo-europäischen Ahnen ist dort die Zeit des elften Neumondes nach der Wintersonnenwende, Samhain, der Anfang des neuen Jahres, das mit dem Gang in die

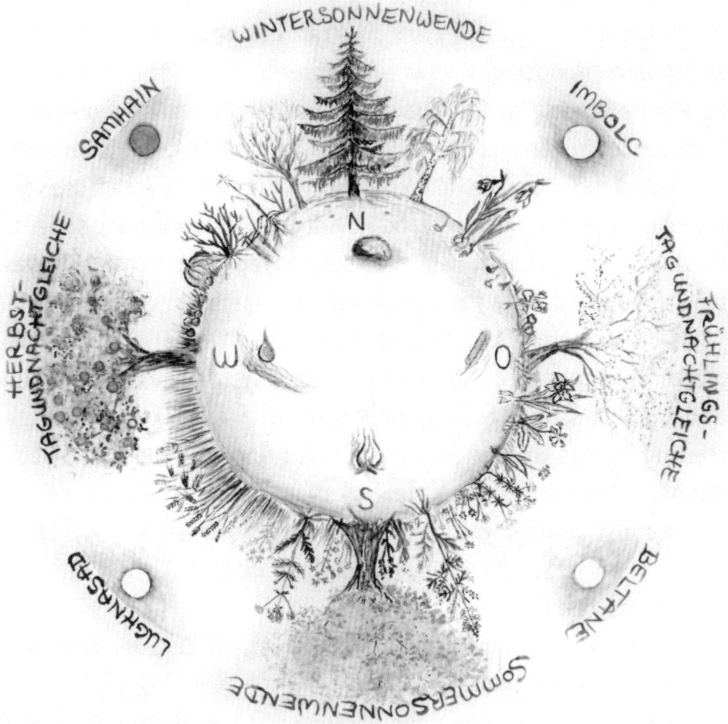

Dunkelheit beginnt. Die Pflanzen haben sich ihres sichtbaren Schmuckes entledigt und ihre Kraft ganz in die Erde zurückgezogen, in ihren Wurzeln konzentriert.

Wie ist es, wenn auch du dich ganz nach innen, ganz auf das Wesentliche zurückziehst und mit der Natur nach innen gehst? Kannst du das Alte gehenlassen und mit der Natur einem neuen Erwachen entgegenträumen?

Wende dich nun dem Norden zu. Hier wird zur Wintersonnenwende das neue Licht geboren. Noch schläft die Erde, und die Zeit des Winters steht noch bevor, doch es gibt bereits eine Hoffnung auf den Neubeginn, die Kräfte des Lichtes nehmen allmählich wieder zu. Welches Licht möchte in dir geboren werden? Welche Visionen gibt es für das, was kommen mag?

Im Nordwesten, zur Zeit des zweiten Vollmondes nach der Wintersonnenwende (Imbolc) hat die Kraft des neuen Lichtes wieder zugenommen, noch gibt es wenig Nahrung, die Wintervorräte sind bald aufgebraucht, jedoch werden die ersten Lämmer geboren, die Knospen schwellen und das wachsende Licht gibt Mut und Zuversicht.

Mit der Frühlings-Tagundnachtgleiche im Osten erfüllt sich das Versprechen: Die Erde wird grün und fruchtbar, alles wächst und sprießt. Was möchte nun in dir wachsen und seinen Weg ins Leben finden? Was möchte verwirklicht werden? Bringe deine Saat aus in deine Erde!

Im Südosten beginnt die »Hohe Zeit«, die Vermählung der Erdmutter mit dem Licht der Sonne zu Beltane. Eine Zeit der Liebe und des Überschwangs beginnt. Kannst du diese Fülle, die Begeisterung für das Erschaffen fühlen? Was bringst du nun ins Leben? Kannst du all die Geschenke feiern und dich mit dir selbst vermählen? Kannst du das, was verborgen oder unbewusst war, im Licht deines Bewusstseins integrieren, deinen Platz im Leben voll und ganz einnehmen?

Dieser Prozess findet seinen Höhepunkt zur Zeit der Sommersonnenwende im Süden.

Im Südwesten beginnt mit Lughnasad zum achten Vollmond nach der Wintersonnenwende die Zeit der Ernte. Das erste Korn ist reif, das erste Brot aus dem neuen Korn wird gebacken. Wie beginnt deine Ernte in diesem Jahr? Ist die Saat, die du im Frühjahr ausgebracht hast, aufgegangen und kann sie dich nähren?

Die Zeit der Ernte findet ihren Höhepunkt im Westen zur Herbsttagundnachtgleiche. Es ist eine Zeit der Fülle und der Freude, der Dankbarkeit für all die Geschenke, die die fruchtbare Erde deines Seins hervorgebracht hat. Eine Zeit der Reife. Was ist in dir nun reif geworden? Magst du es teilen? Ist deine Speisekammer, auch die spirituelle, mit Nahrung gefüllt? Mit diesem Höhepunkt sind nun auch die Tage schon merklich kürzer geworden, die Natur bereitet sich auf ihren allmählichen Rückzug vor, auf den Gang in die Dunkelheit und auf die Regeneration. Bist du bereit für diesen Rückzug, der zugleich auch ein Ankommen ist?

Gehe weiter auf dem Jahresrad, vielleicht noch eine Runde. Sei dir der zyklischen Wiederkehr des Lebens bewusst. Vielleicht kannst du fühlen, wie alles aus der Dunkelheit entsteht und wie wichtig das Loslassen für den Neubeginn ist.

Einladung der Elemente

Wenn du magst, laufe ein wenig umher und finde im Wald Symbole für die Elemente. In östlichen Lehren, doch auch in manchen Traditionen hierzulande, gibt es fünf Elemente: Feuer, Wasser, Erde, Luft und Äther (Raum). Im bisher beschriebenen »Rad des Lebens« bewegen wir uns in einer Vierheit. Die vier Richtungen stehen mit jeweils einem der Elemente Feuer, Wasser, Erde und Luft in Verbindung, während das fünfte Element die gesamte Räumlichkeit des Kreises und zugleich der Punkt in der Mitte ist.

Komme nun in dein Rad des Lebens. Erlaube dir, ganz anzukommen, nimm deinen Körper wahr, den Atem. Erst, wenn du vollkommen anwesend bist, wende dich dem Süden zu. Lade die Kraft des Feuers in dein Leben ein und lege im Süden dein Symbol für das Feuer nieder. (Sollte eine andere Zuordnung von Richtungen und Elementen stimmiger für dich sein, positioniere deine Symbole für die Elemente deinem Empfinden entsprechend.) Vergegenwärtige dir, wofür das Feuer für dich steht. Wo in deinem Körper kannst du »Feuer« fühlen? Ist mehr davon in deinem Leben erforderlich oder weniger, um in einem dir entsprechenden Gleichgewicht zu sein? Hat das Feuer für dich eher nährende, wärmende Qualitäten, oder erscheint es dir als zerstörerisch? Fühlst du die Intensität, das Feuer deiner Begeisterung? Fliegst du mehr mit den Funken in den Himmel oder liegt deine Qualität in der Beständigkeit der Glut, die ein Feuer in ein neues hinüberrettet? Fühlst du die transformierende Kraft des Feuers und wie es dich schützt?

Lade als nächstes die Qualität des Wassers in dein Leben ein und lege dein Symbol im Westen nieder. Kannst du fühlen, wie das

Wasser des Lebens die Erde fruchtbar macht? Wie es auch in deinem Körper fließt und strömt? Der Kreislauf des Wassers, die Bewegung der Emotionen, die Wandlung. – Welche Qualitäten kannst du im Wasser erspüren? Wo in deinem Körper fühlst du diese Qualitäten? Fließt dein Leben gerade in ruhigen Gewässern oder ruderst du durch stürmische Fluten? Bist du beweglich und wandlungsfähig oder in einer Form erstarrt? (Auch das Wasser erstarrt mitunter in einer Form.)

Wenn du so weit bist, wende dich dem Norden zu, der Erde. Lege dein Symbol dort nieder, während du die Kraft der Erde einlädst. Es ist die Kraft der Großen Mutter, die dich nährt und trägt, die dir Stabilität und Halt gibt. Welche Empfindungen verbindest du mit der Erde? Fehlt es dir manchmal an Bodenhaftung oder leidest du an einer gewissen »Erdenschwere«? Gibt es in dir ein Empfinden von Mangel oder fühlst du dich auf allen Ebenen gut genährt? Welchen Boden bereitest du? Hier im Norden findest du auch die uralten Steinahnen. Kannst du ihre beständige Kraft, ihre Weisheit in deinem Inneren fühlen?

Wende dich schließlich dem Osten zu und lade die Kräfte der Luft ein. Wie fühlt sich das Luftelement an? Nimmt es dich gleich mit in windige Höhen? Kannst du die Leichtigkeit, die Freude fühlen? Die Beweglichkeit deines Geistes, der es liebt, neues Wissen zu erlangen? Die Schnelligkeit der Gedanken, die dich mal hierhin, mal dorthin tragen? Ist dein Atem frei, deine Brust weit? Kannst du fühlen, wie du über die Luft mit allem und jedem verbunden bist?

Sitze nun für eine Weile in der Mitte, sei dir der Gegenwärtigkeit der Elemente in deinem Körper und in allen Körpern der lebendigen Welt gewahr. Fühle ihren Tanz der Schöpfung, alles mit allem verwebend.

Hinweise zum Rad des Lebens

Wir haben uns bei den hier beschriebenen Übungen auf ein Medizinrad unserer indo-europäischen Ahnen bezogen, so, wie wir es wahrnehmen. Es dient jedoch lediglich als Anregung, und es spricht nichts dagegen, dein ganz eigenes Rad mit ganz eigenen Zuordnungen der Positionen zu gestalten. Wir finden unterschiedliche Medizinräder auf der ganzen Welt.

Heute ist unser Leben von einem linearen Zeitempfinden und der Illusion unbegrenzten Wachstums geprägt. Das hat weltweit zu unermesslichen Zerstörungen und in eine globale Katastrophe geführt. Indigene Kulturen verfügen, wie im Kapitel über die Waldzeit beschrieben, über ein zyklisches Zeitempfinden. Wenn wir uns in die Rhythmen der Natur einschwingen, tauchen auch wir wieder in dieses zyklische Empfinden von Zeit und in den gegenwärtigen Moment ein. Die Arbeit mit dem »Rad des Lebens« ist Ausdruck dieses Empfindens und erlaubt zugleich ein tiefes Eintauchen in die Kreisläufe der Natur, von der wir ja nicht getrennt sind. Wenn du zu einem anderen Medizinrad mehr Affinität hast, kannst du natürlich auch damit arbeiten. Das von Sun Bear zum Beispiel verfügt über sechsunddreißig Positionen, das so genannte »Sternenmädchenrad« (auch bekannt als »Twenty Count«) über zwanzig. In Nepal existiert das achtspeichige Rad, welches vierzehn Kräfte beinhaltet, die vor jeder Zeremonie angerufen werden: Die acht Richtungen und ihre Gottheiten, in deren Mitte sich die Weltenachse (der »Phurba«) befindet, die die drei Welten und ihre Kräfte verbindet, die ebenfalls einzeln angerufen werden; schließlich Sonne und Mond sowie das kosmische Selbst.

Wir empfinden die Anrufung der Kräfte eines Medizinrades als eine tiefe Erinnerung. Es geht ja nicht darum, eine Kraft zu rufen, die zuvor noch nicht da war, sondern uns an die Präsenz der jeweiligen Kraft in unserem Leben zu erinnern. Oft erfüllt uns dann eine tiefe Dankbarkeit und ein Empfinden der Vollständigkeit: Alles ist da!

Ein jedes Medizinrad ist zugleich auch eine Schöpfungsgeschichte. Es lässt dich am Wunder des Lebens teilhaben und lässt dich deinen Platz im großen Rad, deine Aufgaben und Begabungen erkennen. Zugleich bist du die Weltenachse in der Mitte – nicht als »Nabel der Welt«, um den sich alles zu drehen hat – sondern als tiefe Präsenz, eins mit dem kosmischen Selbst, »Purusha«, welches dem vollendeten Tanz der Form zuschaut.

Der Gang in die Dunkelheit

In der Arbeit mit dem Rad des Lebens hast du erfahren, dass das Leben aus dem dunklen Schoß entspringt. Du konntest erfahren, dass Licht und Dunkelheit, die nach außen gerichtete Energie und Schaffenskraft und die tiefe Innenschau, unsere Intuition, untrennbar zusammengehören. Wir wenden uns gerne dem Licht zu und vermeiden nur zu gern den Gang in unsere eigene Dunkelheit, in die unbewusste Welt unserer Schatten.

Mache dich nun bereit, eine Nacht im Wald zu verbringen. Wenn du einen Sitzplatz oder ein Rad des Lebens eingerichtet hast, ist vielleicht dort der richtige Ort für dich; vielleicht ruft dich für diese Nacht auch ein anderer. Nimm ausreichend Wasser oder Tee, warme Kleidung und eventuell eine Isomatte und einen Schlafsack mit. Am besten, du weihst eine dir nahestehende Person in deine Pläne ein und bittest sie, nach dir zu schauen, solltest du am Morgen nicht zurückkehren. Gehe sicher, dass zu dieser Zeit in dieser Gegend nicht gejagt wird.

Begib dich nun kurz vor Anbruch der Dämmerung an deinen Platz. Richte dich ein und erlaube dir, ganz bewusst hier anzukommen. Nimm deinen Körper wahr, wenn du magst, rufe auf deine Weise »die Kräfte«.

Schaue nun zu, wie sich allmählich die Dunkelheit über das Land senkt, die letzten Vögel ihren Gesang einstellen und sich zum Schlafen in den Bäumen einkuscheln. Du bleibst wach. Es gibt nichts zu tun als zu sitzen und wahrzunehmen. Und das ist viel. Vielleicht fürchtest du im Außen die »Dämonen« der Nacht, doch wahrscheinlich werden die Dämonen in deinem Inneren dir in dieser Nacht mehr Schwierigkeiten bereiten. Und du schaust ihnen zu. All diese Widerstände, dein »Dagegen-Sein« – du schaust ihnen zu.

Vielleicht bist du auch gar nicht »dagegen«, sondern fühlst dich in der Dunkelheit des Waldes wohl und geborgen – du schaust dem zu. Vernimm, wie die Wesen der Nacht erwachen; hier ein Rascheln, der Ruf eines Waldkauzes, ein Knacken im Gebüsch. Die Dunkelheit der Nacht ist sehr lebendig. Deine Sinne sind vollkommen wach. Beobachte deine Empfindungen, die Bilder, die kommen... Verlasse diesen Platz die ganze Nacht über nicht. (Entscheide, ob du auch deinen natürlichen Bedürfnissen, dich zu entleeren hier nachkommen magst oder dafür den Platz lieber doch kurz verlässt.) Wenn du magst, bleib die ganze Nacht über wach. Wenn es sich stimmiger anfühlt, lege dich irgendwann schlafen und achte auf deine Träume.

Wenn das Licht des Morgens sich ankündigt und die ersten Vögel ihr Lied anstimmen, recke dich und strecke dich, bewege deinen Körper in einer Weise, die dessen natürlichen Fluss im Dialog mit der Landschaft unterstützt.

Wende dich der aufgehenden Sonne zu und begrüße sie auf deine Art. Ein neuer Tag bricht an.

Wann immer du magst, begib dich langsam auf den Rückweg.

Die Schwitzhütte – Ritual der Liebe

Für uns gibt es kein kraftvolleres Naturritual, die Verbundenheit mit allem und jedem zu empfinden, als das Ritual der Schwitzhütte.

Formen der Schwitztherapie finden wir auf der ganzen Welt, ob in nordischen Sauna-Traditionen, Bädern, modernen Hyperthermie-Behandlungen, ayurvedischen Swedana-Therapien oder indianischen Schwitzhütten. Schwitzen leitet Stoffwechselgifte aus dem Körper aus. Die erhöhte Körpertemperatur kann Krankheitskeime beseitigen und das Immunsystem aktivieren. Intensives Schwitzen kann eine extreme Grenzerfahrung sein, die auch »geistige Stoffwechselschlacken« löst. Eine Schwitztherapie kann eine vorbereitende Handlung der Reinigung und Läuterung vor einem Naturritual darstellen. Sollte also das Ritual der Schwitzhütte nicht am Anfang dieses Kapitels bei den Reinigungsritualen beschrieben werden?

Ja und nein, denn für uns reicht ihre Wirkung weit über die einer »Schwitztherapie« hinaus. Wir sind unseren indianischen Geschwistern sehr dankbar für die Überlieferung dieses Rituals – in unterschiedlichen Traditionen und Ausführungen. Und vermutlich hat es ähnliche Rituale einst auch hierzulande gegeben. Auch unsere heutige Sauna ist ein Überbleibsel davon. So verwundert es uns nicht, dass viele Menschen eine sehr tiefe Geborgenheit, etwas sehr Vertrautes empfinden, selbst wenn sie zum ersten Mal in der Schwitzhütte sitzen.

Unsere Schwitzhütten bauen wir in der Regel aus Haselruten, da in unserer Gegend viele Haseln wachsen und wir uns mit ihnen verbunden fühlen. Auch Weide eignet sich sehr gut zum Bau. Die Schwitzhütte ist ein kreisrundes, höchstens brusthohes Geflecht aus diesen Ruten, welches für die Zeremonie mit Wolldecken abgedeckt wird. Außerhalb der Schwitzhütte wird ein Feuer geschichtet, zunächst ein »Rost« aus längeren Stecken, auf den (in unserer Tradition) dreiunddreißig Steine aufgelegt und mit Holz bedeckt werden. Nun werden die Steine im Feuer erhitzt, bis sie rotglühend sind. Sie werden dann in das Steineloch in der Mitte der Schwitzhütte gebracht, in der wir schwitzen und unsere Gebete sprechen. Doch das ist nur die äußere Form. In der Schwitzhütte durchleben wir einen Schöpfungsmythos.

Die Schwitzhütte selbst wird zur Gebärmutter unserer Mutter Erde, das Feuer zu Vater Sonne, die Zeremonie zum Liebesakt von Vater Sonne und seiner geliebten Erde, aus dem die gesamte Schöpfung hervorgeht. Die rotglühenden Steine sind dessen Samen, mit denen er die Erde befruchtet. Wir, die wir, so nackt wie auch damals im Bauch unserer menschlichen Mutter, im Bauch der Erdmutter hocken, sind die Eizellen, die dort befruchtet werden. Schwitzend verleihen wir dem Ausdruck, was gehen möchte, lassen sterben, was uns daran hindert, kraftvoll in unser volles Potential zu erwachsen und dies zum Wohle des großen Ganzen in die Welt zu tragen. Und schließlich, nach einer zeitlosen Ewigkeit im engen Leib der Schwitzhütte, der zugleich unendlich weit erscheint, kriechen wir neugeboren wieder hinaus, lebendig in diesem Körper unter der Weite des Sternenzeltes.

Die Schwitzhütte lehrt uns, dass alles Formhafte aus diesem kosmischen Liebesakt, der Dualität von männlichen und weiblichen Kräften entspringt. Alles Formhafte entspringt dem Zusammenspiel der Elemente, an deren Bewegung wir zutiefst teilhaben, deren Berührung wir in der Schwitzhütte unmittelbar erfahren. Im Bauch der Erdmutter erwärmen uns die uralten Steinahnen, die durch das Feuer gegangen sind, der Rauch heilender Pflanzen öffnet und klärt den Raum, und das Wasser, das aufgegossen wird, reinigt uns und lehrt uns, mit dem zu fließen, was ist. Zugleich erahnen wir jene Kraft des Formlosen, welche in der Form wirkt und ihr ihr Leben einhaucht. Wir erahnen, dass es nichts außerhalb der Liebe gibt, dass alles mit allem verbunden ist. In unserer Reise durch die Zeit verschmelzen Vergangenheit und Zukunft im ewigen Jetzt. Die Reihe der Ahnen, die hinter uns steht und in Form von DNA in jeder unserer Zellen wirkt, ist in der Schwitzhütte genauso zugegen wie jene, die kommen wollen. Und doch darf das, was vergangen ist, nun sterben und jetzt hier den Weg in die Zukunft, in ein neues Leben eröffnen.

Und dieser Weg entsteht, indem wir ihn gehen. Wir gehen ihn immer weiter und tauchen immer tiefer in diese Verbundenheit ein, die wir nicht »machen«, doch immer feiner fühlen können. Die Schwitzhütte ist nun unsere Lehrerin, unsere Heimat, Ort der Geheimnisse, der Kommunikation und der Heilwerdung, tief vertraut und zugleich immer neu, immer frisch, vibrierend in der Grünkraft des Waldes – und (um es mit Rilke zu sagen): »Sieh, wir sind nicht mehr anders«, wenn wir neugeboren den Schoß der Mutter Erde wieder verlassen.

Rückkehr – Der Kreis schließt sich

Vieles haben wir erlebt, tief sind wir eingetaucht in die Wirklichkeit des Waldes. Irgendwann ist dann der Zeitpunkt gekommen, in unsere Häuser, an unsere Arbeitsstellen und zu all dem, was wir »Alltag« nennen, zurückzukehren.

Doch – und das soll jetzt alles andere als pathetisch klingen und du fühlst es ja auch schon – in der Wirklichkeit gibt es kein Zurück. Das heißt nun nicht, dass du dein Leben lang in einer Laubhütte im Wald leben und auf irgendwelchen Wurzeln herumkauen musst. Doch die Trennung hat sich vielleicht ein Stück weit aufgelöst: hier dein Haus, dein Alltag, die Kultur, dort die Wildnis, der Wald, die Natur. Der Wald ist nun keine »Dortwelt«, keine Anderswelt mehr, sondern genau hier. Du bist ein Teil des Waldes und der Wald ein Teil von dir. Der Gang in den Wald, der ja zugleich auch ein Gang in unsere eigenen, nicht bewussten Anteile ist, hat dir ermöglicht, manches an das Licht deines Bewusstseins zu tragen, was vielleicht verborgen im Schatten des Waldes, in den Tiefen deines Unterbewusstseins lag. Und das Erlebte hat dich verändert. Der Fluss fließt weiter, dein Weg geht weiter. Und wie du weißt, kannst du nicht zweimal in denselben Fluss springen, nicht zurückkehren in denselben Seinszustand. Im Jetzt gibt es kein Zurück. Die Wirklichkeit des Waldes hat dich verändert oder vielleicht auch – und das wäre schön – ein Stück mehr zu dem werden lassen, der du immer schon bist. Und mit dir hat auch der Wald sich verändert. Eine jede wirkliche Berührung ist wechselseitig. Es ist nun an dir, diese Verbindung nicht wieder zu verlieren und sie mit all dem zu überlagern, was uns in unserer Menschenwelt so unglaublich wichtig erscheint.

Bevor du nun also zurückkehrst in dein Haus, ist es gut, vorerst einen klaren Abschluss zu finden, der zugleich auch eine Verankerung darstellt. Vielleicht magst du ein kleines Ritual des Dankens gestalten, dich an der Schwelle noch einmal bewusst umdrehen, »allen deinen Verwandten« einen Herzensgruß zurufen. Vielleicht begleitet dich auch ein kleiner Gegenstand aus dem Wald, der dich im Alltag immer wieder einmal erinnert.

Wenn wir mit einer Gruppe in den Wald gegangen sind, gibt es zum Abschluss immer noch einen Redekreis, in dem sich manches noch einmal verdichtet oder in noch größerer Klarheit zeigt, in der sich das Empfinden von Verbundenheit noch einmal vertieft, welches uns dann auch später noch begleitet. Wenn wir schließlich die Schwelle überschreiten, tun wir das sehr bewusst. Manchmal werden wir noch einmal sehr still, manchmal sprudelt es nur so aus uns und unseren Teilnehmern heraus, und es finden überschwengliche Gespräche statt.

Immer ist es ein wenig seltsam, wieder in einem Haus zu sein. Es kann sein, dass du dich nach einer Weile im Wald – so sehr du dich auch auf die Vorzüge der »Zivilisation« freuen magst – erst einmal seltsam isoliert fühlst, wenn du wieder in einem Haus bist. Das hängt natürlich auch ein wenig davon ab, wie lange du draußen warst. Sei auf jeden Fall nun sehr behutsam und liebevoll mit dir. Wir fühlen nun besonders deutlich jene tiefe Sehnsucht in uns, die uns ein Licht auf unserer großen Pilgerreise ist, die ja hier und jetzt nicht endet.

Manchmal stellt sie sich auch ein Empfinden von Einsamkeit und Traurigkeit darüber ein, dass wir uns – einzeln und als Kollektiv – so weit von unserer Urheimat entfernt haben und dass diese Entfernung so zerstörerische Folgen nach sich zieht. Zugleich fühlen wir tief die Verbundenheit mit den Wesen des Waldes, mit allem, was ist – und eine tiefe Freude, Vertrauen und Zuversicht, große Dankbarkeit für das Wunder und die Fülle des Lebens.

So sehr unsere Illusion von Trennung in unserem Gruppenbewusstsein auch verankert sein mag und so sehr wir diese Trennung und ihre fatalen Folgen mit der Wirklichkeit verwechseln mögen – diese Trennung ist eine Illusion. Im Wald haben wir erfahren, dass wir im Innersten unseres Wesens mit dem Wesen des Waldes und seinen Wesen eins sind, mit der Essenz des Lebens, mit allen unseren Verwandten.

Äußerlich magst du dich nun vom Wald verabschieden. Und wir danken dir, dass du uns hierhin begleitet hast. Für jetzt möchten wir uns auch von dir verabschieden, lieber Freund. Doch tief in unseren Herzen können wir es fühlen und in das Licht des Bewusstseins heben: Wir können jetzt hier eintauchen in die Wirklichkeit des Seins.

Und in dieser Wirklichkeit sind wir eins, zutiefst verbunden mit dem Wald.

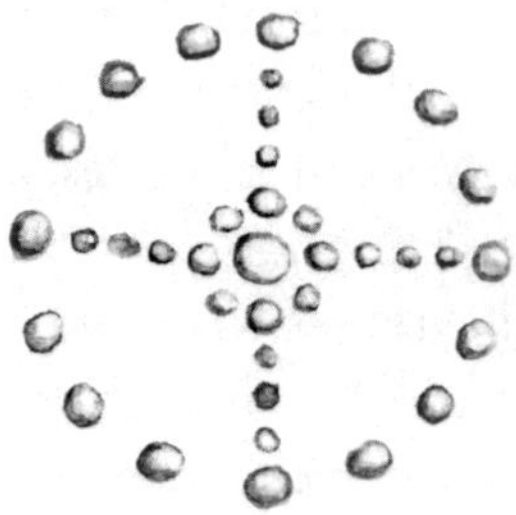

Anhang

Wenn du für dich die Waldverbundenheit erfahren hast und andere auf ihrem Weg dahin begleiten möchtest, dann haben wir hier für dich noch ein paar Sätze, die wir dir aus unserer Erfahrung mit auf den Weg geben möchten.

Die Rolle des Begleiters

Erkennend, dass alles, was lebt, seinem natürlichen Gleichgewicht entgegenstrebt, sich zu dem hin entwickelt, was es immer schon war – sofern wir dies nicht mit menschlicher Arroganz und Besserwisserei verhindern – erfüllt uns mit einer tiefen Ehrfurcht vor dem Leben. Eingebunden in den großen Kreislauf des Werdens und Vergehens, findet ein jedes Wesen seinen Platz, ist alles mit allem verbunden. Das bedeutet nicht, dass alles in einem menschlich-verklärenden Sinn immer »schön« ist. Die Natur ist mitunter recht pragmatisch, wenn es ums Überleben geht. In unserer Waldyoga-Praxis nehmen wir niemanden mit in eine Rosa-Blümchen-Welt. Doch wenn wir in die Waldwirklichkeit eintauchen, stehen wir oft staunend vor dem perfekt aufeinander abgestimmten Spiel: Das Zusammenwirken der Bäume im Wald, das Zusammenspiel der Elemente, jeder einzelnen Zelle in unserem Körper, unserer Atmung mit dem »Atem« der Bäume, die aufbauenden, erhaltenden und abbauenden Prozesse. Dies lässt uns erkennen, wie klein wir in einer Weise (auf der Ebene des Egos) sind und zugleich unsere unermessliche Größe erahnen.

Als Begleiter auf dem Weg in eine immer tiefere Verbundenheit mit dem Wald, als Yogalehrer oder Therapeuten eröffnen wir Räume, in denen die ganz natürlichen Heilungsprozesse geschehen können. Und wir lassen Menschen ihre Selbstverantwortung und Mündigkeit wieder fühlen, die sie oft an andere abgegeben haben, die ihnen erzählt haben, was gut und richtig für sie sei. Dem eigenen Empfinden wieder trauen zu lernen, immer feiner und tiefer zu fühlen, ist dann möglich, wenn du anwesend bist. Daran wollen wir erinnern.

Viele große Therapeuten und Lehrer haben vor allem auch ein großes Ego – und arbeiten dann mit Macht- und Abhängigkeitsstrukturen. Wir wollen ihnen keinen Vorwurf machen, denn meist ist ihnen das ja gar nicht bewusst, und sie handeln in dem Glauben, Gutes zu tun. Anders herum wollen viele Menschen ja auch gar nicht die Verantwortung für sich und ihren Weg der Heilwerdung übernehmen, sondern warten nur auf ein Zaubermittel von außen, welches ihnen die lästigen Symptome nimmt, die gute Fee (oder das Pharmakum), welche »Simsalabim« sagt, und alles ist gut. Dass es mitunter gar nicht gut ist, zeigen uns nicht nur skandalöse Machenschaften der Pharmaindustrie, sondern eben jene Märchen, in denen die Fee tatsächlich auftaucht.

Für beide, Begleiter und Teilnehmende, die an ihrem Muster der Minderwertigkeit oder des Größenwahns festhalten (was letztendlich ein und dasselbe ist), ist der hier beschriebene Weg nicht geeignet. Wir treten hier in unserer Begleitung noch einen Schritt weiter zurück. Der Wald selbst, die Natur und Matrix des Lebens wird zum Heiler. Nicht die Interaktion zwischen Lehrer und Schüler, Anleiter und Teilnehmer initiiert den Prozess der Heilung, sondern die sinnliche Erfahrung im Jetzt und die Interaktion zwischen Wald und Mensch.

Dennoch kommt einem möglichen Begleiter in Erfahrungen der Waldverbundenheit eine wichtige Rolle zu, diese heilsamen Erfahrungen zu initiieren. Er ist sozusagen eine Art Türöffner und öffnet den Raum, führt über die Schwelle und begleitet liebevoll den Weg, den der Mensch nun geht. Der Begleiter wird so zu einem Geburtshelfer, er leistet einen Hebammendienst, der ermöglicht, dass der Teilnehmende seine eigene Wahrheit und schließlich sich selbst gebiert.

Wie wir gesehen haben, können wir auf verschiedene Weisen in den Wald gehen, wir können dabei über unsere Sorgen und Nöte grübeln oder eben wirklich anwesend sein. Und Präsenz ist ansteckend. Somit schaffen wir durch unsere eigene Präsenz die Möglichkeit der Präsenz derer, die wir begleiten. Unsere Lust am Abenteuer – nicht zu wissen, was nun geschieht und uns dennoch vollkommen auf diesen Augenblick einzulassen – weckt auch in den Menschen, die wir begleiten, jene Lust, die Sehnsucht nach Wirklichkeit. Angeleitete Übungen dienen der Lenkung der Wahrnehmung hin zur unmittelbar erfahrbaren Waldwirklichkeit; wir öffnen den rituellen Raum für die Waldyoga-Praxis. Eine Lichtung, ein Waldstück, ein Baum wird uns so zum Ritualplatz, zum Ort der Wiederanbindung, der Erinnerung, die sich genau jetzt und ohne unser Zutun schon vollzieht.

Literatur

Abram, David: Im Bann der sinnlichen Natur. Die Kunst der Wahrnehmung und die mehr-als-menschliche Welt. Think Oya/Drachen Verlag 2012

Almaas, A.H.: In die Tiefe des Seins. Realisieren Sie Ihre Wahre Natur durch die Praxis der Präsenz. J. Kamphausen 2014

ders.: Das wirkliche Leben beginnt jetzt. Der diamantene Weg des Herzens. Arbor Verlag 2005

Arvay, Clemens G.: Der Biophilia-Effekt. Heilung aus dem Wald. Ullstein 2016

Bader, Marlis: Räuchern mit heimischen Kräutern. Anwendung, Wirkung und Rituale im Jahreskreis. Kösel 2006

Braun, Angelika Selina: Taguari. Das Leben findet seinen Weg. Smaragd 2017

Fischer-Rizzi, Susanne: Mit der Wildnis verbunden. Kraft schöpfen, Heilung finden. Kosmos 2007

Fleischhauer, Steffen G./ Guthmann, Jürgen/ Spiegelberger, Roland: Enzyklopädie Essbare Wildpflanzen. 2000 Pflanzen Mitteleuropas. Bestimmung, Sammeltipps, Inhaltsstoffe, Heilwirkung, Verwendung in der Küche. AT Verlag 2013

dies.: Essbare Wildpflanzen. 200 Arten bestimmen und verwenden. AT Verlag 2009

Gottwald, Franz-Theo/Klepsch, Andrea (Hrsg.): Tiefenökologie. Wie wir in Zukunft leben wollen. Diederichs 1995

Hageneder, Fred: Die Weisheit der Bäume. Mythos, Geschichte, Heilkraft. Kosmos 2006

Hageneder, Fred: Der Geist der Bäume. Eine ganzheitliche Sicht ihres unerkannten Wesens. Neue Erde 2017

Hageneder, Fred & Singh, Satya: Baum-Yoga. Neue Erde 2006

Kobs, Alexander: Yoga-Reinigung Shatkarma. Entgiften und Verjüngen mit Yoga und Ayurveda. Windpferd 2012

Kreszmeier, Astrid Habiba: Systemische Naturtherapie. Carl Auer 2012

LaChapelle, Dolores: Heilige Erde. Heiliger Sex. Band 2: Ritual und das wirklich »Heilige Land«. Neue Erde 1999

Lad, Vasant & Frawley, David: Die Ayurweda Pflanzen-Heilkunde. Das Yoga der Kräuter. Anwendung und Rezepte ayurwedischer Pflanzenheilmittel. Windpferd 1988

Macy, Joanna:Die Wiederentdeckung der sinnlichen Erde. Wege zum ökologischen Selbst. Theseus-Verlag 1994
Moser, Maximilian & Thoma, Erwin: Die sanfte Medizin der Bäume. Gesund leben mit altem und neuem Wissen. Servus 2017
Osho: Das Yogabuch. Die Geburt des Individuums. Innenwelt Verlag 2012
Osho: Das Yogabuch. Freiheit und Liebe. Innenwelt Verlag 2014
Popfinger, Gerhard: Die Schwitzhütte. Arun 2009
Rätsch, Christian (Hrsg.): Naturverehrung und Heilkunst. Von fliegenden Schamanen, schwarzen Göttinnen, wilden Menschen und Liebesmysterien der Aphrodite. Verlag Bruno Martin 1993
Saraswati, Swami Niranjanananda: Gheranda Samhita. Commentary on the Yoga Teachings of Maharishi Gheranda. Yoga Publications Trust Bihar 2012
Skuban, Ralph: Patanjalis Yogasutra. Der Königsweg zu einem weisen Leben. Arkana 2011
ders.: Die Psychologie des Yoga. Arkana 2014
Stoehr, Guntram: Vom Wesen der Bäume. AT Verlag 2012
Storl, Wolf-Dieter: Naturrituale. Mit schamanischen Ritualen zu den eigenen Wurzeln finden. AT Verlag 2004
Strassmann, Renato: Baumheilkunde. Heilkraft, Mythos und Magie der Bäume. Freya 2014
Thoreau, Henry David: Walden. Ein Leben mit der Natur. Deutscher Taschenbuch Verlag 2013
Tolle, Eckhart: Leben im Jetzt. Goldmann 2014
ders.: Jetzt! Die Kraft der Gegenwart. J. Kamphausen 2015
Weber, Andreas: Lebendigkeit. Eine erotische Ökologie. Kösel 2014
Wichterich, Andrea: Heilpflanzen-Smoothies für Frauen. Mit 27 Smoothie-Rezepten für Gesundheit, Vitalität und hormonelle Balance. Mankau 2016

In Verbundenheit

Kein Baum steht alleine im Wald.
Gemeinsam mit zahlreichen anderen Bäumen wächst er dem Licht entgegen, bildet er das Blätterdach, tanzt er im Wind und nimmt aus der ihn umgebenden Atmosphäre jene Stoffe auf, die seinen Körper formen. Seine Wurzeln tasten sich wachsend in die nahrhafte Walderde, im Dialog mit zahllosen Mikroben, verflochten mit unzähligen Mycelfasern ganzer Pilzfamilien… Und es gab zahlreiche Bäume, die vor ihm hier standen und ihm die Erde seines Werdens bereiteten, die ihr Baumwissen an ihn weitergaben. Ohne dieses weitläufige Netzwerk, hier nur angedeutet in seiner Komplexität, könnte kein Baum existieren! Alles ist mit allem verbunden.

Da auch wir das ganz allmählich wieder fühlen lernen, fällt es schwer, einen Anfang zu finden, unserer Dankbarkeit Ausdruck zu verleihen. Weit verzweigt sind die Wurzeln, aus denen dieses Buch wachsen durfte. Es ist aus einem lebendigen Netzwerk heraus entstanden, welches sich ohne Anfang und ohne Ende durch alle Zeitalter hindurch wandelt.

Unser tiefer Dank gilt all jenen Pflanzenwesen, Tierwesen und weiteren sichtbaren und unsichtbaren Helfern, die die Erde für diesen Prozess bereitet und ihn mit viel Aufmerksamkeit begleitet haben. Vieles durften wir von ihnen lernen. Danken wollen wir auch unseren Lehrern in der Welt der Menschen, insbesondere Samvedan und Andreas Schwarz, die uns einen tiefen Blick in die Schatzkammer des Yoga offenbar(t)en und uns mit liebevoller Geduld und ihrer Präsenz immer wieder ermutig(t)en, tiefer und weiter zu gehen auf diesem Weg, der immer neu, immer frisch ist, auf dem wir immer »Anfänger« sind. Unser Dank gilt Amohi, der uns vor rund 18 Jahren dazu einlud, im Bauch der Erdmutter das Ritual der Schwitzhütte kennenzulernen, welches uns seither begleitet. Verbunden fühlen wir uns den nepalesischen Schamanen, vor allem Parvati Rai, Dawa und Danashing Tamang sowie Mohan Rai, der ein tiefes Eintauchen in eine lebendige schamanische Tradition möglich machte, in dem wir auch unsere eigenen Wurzeln wieder tiefer fühlen durften.

Danken wollen wir ebenfalls Fred Hageneder für seine inspirierende Arbeit und Verbundenheit mit den Baumwesen, für sein Vorwort zu diesem Buch und vor allem auch für seine kritische Auseinandersetzung damit. Und schließlich sprechen wir unserem Verleger Andreas Lentz unseren Dank aus, für die gemeinsamen Visionen, das freundschaftliche Miteinander und ein ausgesprochen einfühlsames Lektorat. Wir danken für die tiefe Verbundenheit... für alle unsere Verwandten.

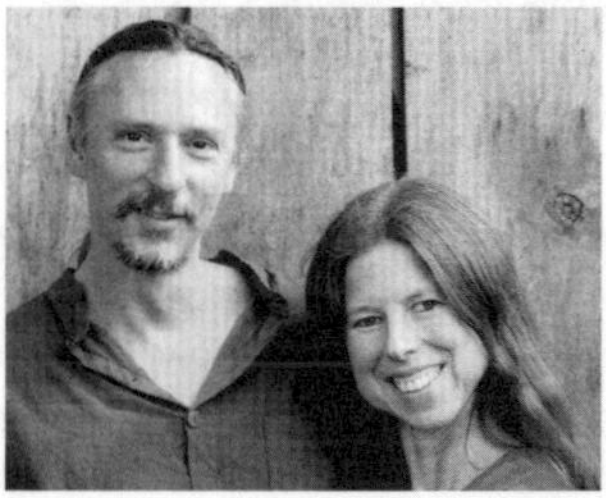

Über die Autoren

Andrea Wichterich

Jahrgang 1975. Ihre Liebe zur Natur begleitet sie seit ihrer Kindheit, und der Wald war ihr stets Lehrer und Begleiter auf ihrem Weg. Sie studierte Heilpädagogik mit dem Schwerpunkt Kunsttherapie, ist Yogalehrerin und Heilpraktikerin. Seit mehr als zwanzig Jahren beschäftigt sie sich mit dem Heilwissen unterschiedlicher Kulturen, mit Schamanismus, Yoga und Naturspiritualität.

Reiner Angermeier

Jahrgang1969, ist Dipl. Sozialarbeiter, Heilpraktiker mit eigener Praxis im Bergischen Land bei Köln, Yogalehrer, Meditationslehrer, Imker und Naturfreund. Die Verbundenheit mit der Natur ist der Rote Faden, der sich durch seine Tätigkeiten und sein Leben zieht. Hier schöpft er immer wieder aufs Neue Kraft, findet Heilung und kann immer tiefer in dieses Mysterium Leben eintauchen.

Gemeinsam teilen Andrea und Reiner ihr Erleben in Seminaren zum Waldyoga und zu Heilpflanzen, in der Schwitzhütte und in Natur-Retreats.

Infos und Kontakt: www.gaiaveda.de · www.naturheilkundepraxis.eu

Mit beiden Füßen auf der Erde

Es gibt ein wachsendes Bewusstsein, wie wichtig es für unser Wohlbefinden ist, möglichst viel barfuß zu gehen. Dass uns dies jedoch auch mit der Erde verbindet, dass wir sie so besser wahrnehmen und in einen lebendigen Austausch mit ihr kommen, das möchte dieses Buch vermitteln.

Johanna Goede
Geh und fühle
Barfuß im Dialog mit der Erde
Paperback, 160 Seiten
ISBN 978-3-89060-718-4

Seelenlandschaften wiederentdecken

Wahre Schamanen sind nicht in erste Linie Heiler von Menschen. Vielmehr wirken sie heilend auf das ganze Gewebe von menschlicher und nichtmenschlicher Welt ein. Schamane sein heißt, in das Ganze der Landschaftsseele eingebunden und im Austausch mit ihren Seelenwesen zu sein. Der einzelne Mensch wie die Gesamtheit der Menschen kann erst wieder gesunden, wenn sie sich wieder einfügen in die wechselseitige Bezogenheit alles Beseelten, einschließlich Stein und Berg.

Waltraud Hönes
Seele der Landschaft – Landschaft der Seele
Eine Wiederbegegnung von Mensch, Mythos und Natur
Der schamanische Weg von Wayna Fanes
Hardcover, 128 Seiten, 14 Farbtafeln
ISBN 978-3-89060-625-5

Die Wildnis als Spiegel unserer Seele

Dieses Buch ist eine Einladung, die wilden Landschaften der Erde kennenzulernen, um uns selbst darin wiederzufinden: unser wahrhaftiges und tiefes, unser wildes und freies Selbst. Denn die Landschaften und ihre Attribute finden sich in uns: die Stille der Wüste, die Weisheit der Wälder, die Sehnsucht der Flüsse und Meere, die Festigkeit der Berge oder die Sinnlichkeit der Graslande. Unsere Seele ist der Erde entsprungen, und wir müssen beide wieder verbinden, wenn wir ganz und heil sein wollen. Dazu ist dieses Buch ein faszinierender Reiseführer.

Mary Reynold Thompson
Der Ruf der wilden Seele
Paperback, 224 Seiten
ISBN 978-3-89060-729-0

Das ganze Leben der Bäume

Dieses Buch bietet eine kompakte Übersicht über Biologie und Ökologie der Bäume und viele wenig bekannte Tatsachen über die Bedeutung der Wälder für den Planeten. Es führt uns in das Innere der Bäume, die faszinierende Welt der Zellen und Moleküle, erklärt die elektromagnetischen Kraftfelder und wie Bäume mit Hilfe von Licht kommunizieren. In zweiten Teil geht es um die tiefe kulturelle Verbindung des Menschen mit den Bäumen von der Steinzeit bis heute (»die uralte Freundschaft von Baum und Mensch«), und im dritten Teil werden die wichtigsten heimischen Bäume in ausführlichen Porträts vorgestellt.

Fred Hageneder
Der Geist der Bäume
Eine ganzheitliche Sicht ihres unerkannten Wesens
Hardcover, 416 Seiten, mit Lesebändchen
ISBN 978-3-89060-632-3

Alles teilt den einen Atem

Diese brandaktuelle Sammlung von Essays, geschrieben von Leitfiguren der Spiritualität und des Umweltschutzes rund um die Welt, beleuchtet den grundlegenden Zusammenhang unserer gegenwärtigen ökologischen Krise mit unserem fehlenden Bewusstsein für die Heiligkeit der Schöpfung. Diese 20 Beiträge zeigen uns, wie die Menschheit ihre Beziehung zur Erde wandeln und erneuern kann.

Llewellyn Vaughan-Lee (Hrsg.)
Spirituelle Ökologie
Der Ruf der Erde
Paperback, 256 Seiten
ISBN 978-3-89060-654-5

Die Lust am einfachen Leben

Eine waschechte Großstädterin merkt in der Mitte ihres Lebens, dass der Reiz der Stadt dahin ist. In Lärm und Hektik war ihr ihre ursprüngliche kindliche Lebendigkeit verlorengegangen. Auf der Suche danach und einem besseren Leben, geht sie bewusst den Schritt zurück aufs Land, verwandelt ein Waldstück in einen Garten. In diesem leisen Buch erzählt sie uns von ihren Erlebnissen und Gedanken.

Anja Mertens
Waldwandel
Von einer, die auszog, auf dem Lande zu leben
Paperback, 144 Seiten
ISBN 978-3-89060-723-8

NEUE ERDE im Buchhandel

Neue Erde ist ein kleiner unabhängiger Verlag, und der unabhängige Buchhandel ist unser natürlicher Partner. Wir unterstützen die Initiative »buy local«.

Sollte es Lieferschwierigkeiten bei den Büchern von NEUE ERDE geben, lassen Sie immer im VLB (Verzeichnis lieferbarer Bücher) nachsehen, im Internet unter **www.buchhandel.de**

Alle lieferbaren Titel des Verlags sind für den Buchhandel verfügbar.

Auch mobil können Sie, zum Beispiel mit der
App von LChoice, unsere Bücher
beim örtlichen Buchhändler kaufen.

Sie finden unsere Bücher auch auf unserer Homepage **www.neue-erde.de** oder in unserem Gesamtverzeichnis, welches Sie gerne hier anfordern können:

NEUE ERDE GmbH
Cecilienstr. 29 · 66111 Saarbrücken
info@neue-erde.de

NEUE ERDE